Springer-Lehrbuch

Jasmin Webinger
Daniela Keller
Barbara Budrich

Wie schreibe ich eine Doktorarbeit?

Leitfaden für Mediziner und Zahnmediziner

Mit 26 Abbildungen

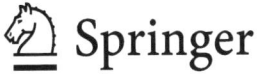 Springer

Dr. Jasmin Webinger
Frickenwäsele 24
Immenstaad/Bodensee

Daniela Keller
Jakob-Stößel-Str. 7
Hausen

Barbara Budrich
Auf dem Herberg 36a
Leverkusen

ISBN 978-3-642-54077-6   ISBN 978-3-642-54078-3 (eBook)
DOI 10.1007/978-3-642-54078-3

Die Deutsche Nationalbibliothek verzeichnet diese Publikation in der
Deutschen Nationalbibliografie; detaillierte bibliografische Daten sind im
Internet über http://dnb.d-nb.de abrufbar.

Springer Medizin
© Springer-Verlag Berlin Heidelberg 2014

Planung: Corinna Pracht, Heidelberg
Projektmanagement: Corinna Pracht, Rose-Marie Doyon, Heidelberg
Lektorat: Corinna Pracht, Heidelberg
Projektkoordination: Barbara Karg, Heidelberg
Umschlaggestaltung: deblik Berlin
Fotonachweis Umschlag: ©artifika_Fotolia_20984019
Herstellung: Fotosatz-Service Köhler GmbH – Reinhold Schöberl, Würzburg

Springer Medizin ist Teil der Fachverlagsgruppe
Springer Science+Business Media
www.springer.com

Vorwort

- **Die Entstehung dieses Leitfadens**

Das Konzept für diesen Leitfaden wurde von Dr. med. Jasmin Webinger entwickelt und im Autorenteam von Dr. med. Jasmin Webinger, Daniela Keller und Barbara Budrich umgesetzt. Die Idee für den Leitfaden entstand aus der Praxis der täglichen Arbeit:

Dr. med. Jasmin Webinger arbeitete neben ihrer klinischen Tätigkeit als Kinderärztin an der Universitätsklinik Erlangen an wissenschaftlichen Projekten. Bei der Planung des ersten eigenen wissenschaftlichen Projektes war es anfangs schwierig, die entscheidenden Informationen für die erfolgreiche Umsetzung eines wissenschaftlichen Projektes zu erhalten. Oft wenden Professoren und Doktorväter dieses Wissen zwar intuitiv an, allerdings wird dieses Wissen leider nicht immer systematisch vermittelt. Durch eigene Projekte und das Abhalten von Seminaren und Workshops für Doktoranden erhielten die Autoren ein umfassendes Verständnis für die Hürden bei der Doktorarbeit auf der Seite der Doktoranden und konnten dadurch die Arbeitsmethoden weiter verbessern. Dr. med. Webinger interviewte erfolgreiche Doktorväter und Doktormütter, um deren praxiserprobte Strategien, Methoden und Tipps zur Umsetzung von wissenschaftlichen Arbeiten zu erfahren. Diese Erkenntnisse fließen zusätzlich in den Leitfaden ein. Dr. Jasmin Webinger, Daniela Keller und Barbara Budrich sammelten die vorhandenen Informationen, strukturierten und systematisierten sie, und entwickelten daraus auf Basis ihrer eigenen Erfahrungen diesen Leitfaden. Durch die Bündelung von Kompetenzen deckt der Leitfaden alle wichtigen Themen der medizinischen Doktorarbeit ab: Vorbereiten, Durchführen, Analysieren, Schreiben.

- **Für wen eignet sich dieser Leitfaden?**

Dieser Leitfaden eignet sich für Doktoranden der Medizin und Zahnmedizin, die ihre Doktorarbeit professionell und effizient erstellen wollen.

Wir haben ihn für die Mediziner geschrieben,

- die sich auf eine Doktorarbeit vorbereiten und wissen wollen, worauf sie bei der Auswahl des Forschungsthemas achten sollen.
- die bereits an ihrer Doktorarbeit schreiben und Tipps und Methoden für die statistische Auswertung und das wissenschaftliche Schreiben suchen.
- bei denen die Doktorarbeit nicht »rund läuft« und die erfahren wollen, wie sie den Weg zurück auf die Erfolgsspur finden.
- die Informationen zu Motivation, Zeitmanagement und Projektplanung suchen.

Jasmin Webinger, Daniela Keller und Barbara Budrich
Erlangen, im Sommer 2014

Inhaltsverzeichnis

Autorenportraits

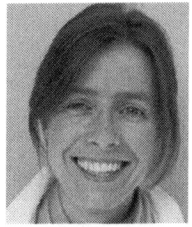

Dr. med. Jasmin Webinger

Dr. med. Jasmin Webinger, geboren in Mannheim. Studium der Medizin in Ulm, Basel und Bern. Experimentelle Doktorarbeit in der Kardiologie, Universität Ulm 2006. Ausbildung zur Kinderärztin in Weiden, München und Erlangen. Wissenschaftliche Arbeit und Studienärztin in der Kinderkardiologie an der Universität Erlangen. Gründerin der Doktoranden Akademie und Coaching für Doktoranden seit 2012.

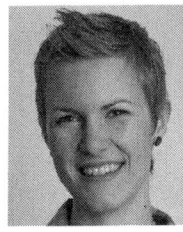

Daniela Keller

Daniela Keller, geboren in Würzburg. Studium der Diplom-Mathematik in Würzburg. Beratung von Doktoranden in der studentischen Beratung des Lehrstuhls für Statistik. Wissenschaftliche Mitarbeiterin am Lehrstuhl für Bioinformatik, Universität Würzburg. Statistische Begleitung von medizinischen und interdisziplinären Forschungsprojekten. Seit 2007 selbständige Statistikberaterin für Forschungsprojekte, Studien, Abschlussarbeiten und Unternehmen. Statistikschulungen und Workshops für Forschungsgruppen und Graduiertenkollegs.

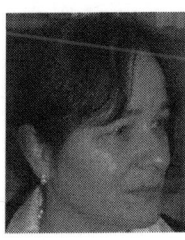

Barbara Budrich

Barbara Budrich, geboren in Leverkusen. Verlagskauffrau (IHK), Studium der Anglistik, Geografie und Soziologie in Köln, Berlin und St. Andrews, Schottland. Seit 2004 selbständige Verlegerin. Autorin, Trainerin und Rednerin im In- und Ausland zu allen Fragen rund ums wissenschaftliche Schreiben und Publizieren. Einschlägige Publikationen auf Deutsch und Englisch.

Danksagung

Für inspirierende Gespräche, Interviews und inhaltliche Unterstützung bedanken wir uns bei Professor Dr. med. Sven Dittrich, Prof. Dr. med. Silke Rickert-Sperling, Dr. med. Anita Kremer, Prof. Dr. med. Eberhard Schwinger, Prof. Dr. med. Markus M. Nöthen, Prof. Dr. med. Eva-Bettina Bröcker, Dr. Monika Heinzel-Gutenbrunner, Dr. María Machón und Thomas Schley. Ebenso bedanken wir uns bei Renate Scheddin und Corinna Pracht vom Springer-Verlag für die professionelle und herzliche Begleitung unseres Projektes und das Lektorat.

Phase 1: Vorbereiten

Jasmin Webinger

J. Webinger et al., *Wie schreibe ich eine Doktorarbeit?*,
DOI 10.1007/978-3-642-54078-3_1, © Springer-Verlag Berlin Heidelberg 2014

Einige Doktoranden gehen motiviert ins Labor und sind begeistert bei der Arbeit. Andere Doktoranden sind eher unmotiviert und müssen sich regelrecht zur Dissertation zwingen, lassen die Arbeit schleifen oder brechen sie vorzeitig ab. Doch warum sind die einen scheinbar von selbst motiviert und die anderen nicht? In den Interviews mit Doktorvätern und zahlreichen Gesprächen mit Doktoranden fand ich heraus, dass es verschiedene Beweggründe für den Beginn einer Doktorarbeit gibt. Einige dieser Beweggründe scheinen dabei zu einer nachhaltigeren Motivation als andere zu führen.

1.1   Was muss ich vor dem Start wissen?

In Deutschland ist eine Doktorarbeit im Gegensatz zu anderen Ländern, z. B. Österreich, für eine Tätigkeit als Arzt nicht zwingend erforderlich. Daraus ergibt sich, dass es keinen externen Zwang zur Promotion gibt und keine festen Termine, wie z. B. das Staatsexamen. Termine sind zwar einerseits unangenehm, andererseits motivieren sie auch. Bei der Doktorarbeit gibt es diese externe Kontrolle nicht. Um täglich motiviert an Ihrer Doktorarbeit zu arbeiten, sollten Sie sich deshalb überlegen, warum eine Promotion für Sie persönlich wichtig ist und welche Vorteile sich daraus in der Zukunft ergeben. Es gibt kaum einen Doktoranden, der nicht irgendwann auf seinem Weg zum Doktortitel ein Motivationstief erlebt. In dieser Situation ist es hilfreich, wenn Sie wissen, wie Sie sich selbst motivieren können.

1.1.1   Wie motiviere ich mich selbst?

Ich möchte Ihnen hier einige Gedanken und Tipps zum Thema *Wie motiviere ich mich selbst* vorstellen, die mir persönlich und anderen Menschen helfen. Vielleicht bekommen Sie Lust, die eine oder andere Empfehlung auszuprobieren.

Um die Frage der Motivation für sich beantworten zu können, stellen Sie sich wahrscheinlich die Frage, welche Vorteile Ihnen eine Doktorarbeit neben dem Doktortitel bietet.

Diese Gründe sprechen für eine Promotion

1. Eine Universitätskarriere schreibt eine Promotion vor. Nach 6–9 Jahren (abhängig von der jeweiligen Fakultät) wird der Arbeitsvertrag von der Verwaltung nicht mehr verlängert.
2. Sie halten sich mit einer Promotion alle Karrierechancen offen: Nur selten sind Chefärzte nicht promoviert und wenn, dann hauptsächlich an kleineren Kliniken.

3. Sollten Sie sich später für eine Habilitation entscheiden, legen Sie mit dem Doktortitel den ersten Grundstein dafür.

4. Wenn Sie darüber nachdenken, ob eine wissenschaftliche Karriere für Sie infrage kommt, dann sollten Sie während der Doktorarbeit herausfinden, ob Ihnen die wissenschaftliche Arbeit überhaupt liegt und ob die Forschung eine befriedigende Arbeit für Sie sein könnte.

5. Andere Berufsfelder außerhalb der Forschung und der klinischen Versorgung, z. B. die Pharmabranche, der Medizinjournalismus und die Unternehmensberatung, stellen bevorzugt Ärzte mit Doktortitel ein, da Ärzte dort häufig repräsentative Funktionen ausüben.

6. Sie trainieren bei einer Promotion die systematische Arbeitsweise, Beharrlichkeit, logisches Denken, das Hinterfragen von (scheinbaren) Tatsachen, das Suchen und Bewerten von Literatur, das wissenschaftliche Schreiben, Teamarbeit und einiges mehr. Diese Fähigkeiten können Ihnen bei Ihrer Arbeit als Arzt extrem nützlich sein.

Motivation ist keine sehr rationale Angelegenheit, sondern eher ein Gefühl. Um mehr über Ihre Motivation zu erfahren, möchte ich Sie zu einer kleinen Übung einladen. Lesen Sie die folgenden Leitfragen und achten Sie darauf, wie Sie sich dabei fühlen: Inspiriert, motiviert, oder eher demotiviert und lustlos? Vielleicht haben Sie jetzt gerade keine Lust, die Übung zu machen und wollen sie auf später verschieben. Das ist eine normale Reaktion. Trotzdem rate ich Ihnen, JETZT mit der Übung zu beginnen!

> **Leitfragen**
> **Was motiviert Sie dazu, eine Doktorarbeit zu schreiben?**
> 1. Es ist in Deutschland üblich, dass Ärzte einen Doktortitel haben. Deshalb sollte auch ich eine Doktorarbeit schreiben.
> 2. Meine Eltern erwarten von mir, dass ich eine Doktorarbeit schreibe.
> 3. Was werden die Patienten von mir denken, wenn ich keinen Doktortitel habe (Furcht vor Nachteilen oder negativen Konsequenzen)?
> 4. Ich werde bessere Chancen bei einer Stellenbewerbung haben.
> 5. Ich freue mich darauf, etwas Neues zu lernen, selbstständig zu arbeiten, meine Ideen zu entwickeln und Schlüsse daraus zu ziehen.
> 6. Ich bin Teil eines Teams, das einen Beitrag zur Behandlung von Krankheiten leistet. Mit meiner Doktorarbeit trage ich zur Erforschung von Krankheiten bei.
> 7. Mein Berufswunsch ist Forscher. Ich will ausprobieren, ob mir die wissenschaftliche Arbeit liegt und erste Erfahrungen sammeln.

Bei welcher Aussage fühlen Sie sich am motiviertesten? Hier liegt wahrscheinlich auch Ihre größte Motivation begründet. Der passende Satz war noch nicht dabei? Erfinden Sie Ihren eigenen Satz oder ändern Sie einen der Sätze solange ab, bis er sich passend anfühlt.

> **Tipp**
>
> Schreiben Sie Ihren Motivationssatz (oder mehrere) auf eine Karteikarte. Hängen Sie sich die Karte über Ihren Arbeitsplatz, damit Sie sich täglich daran erinnern.

So motivieren Sie sich täglich

Versetzen Sie sich in die richtige Arbeitsstimmung Mit einer positiven Grundeinstellung lassen sich Aufgaben besser und leichter bewältigen. Diesen Effekt können Sie sich gezielt zunutze machen, indem Sie sich vor Arbeitsbeginn in eine gute Stimmung versetzen. Hören Sie z. B. ein Lied Ihrer Lieblingsmusik, schauen Sie sich ein paar Minuten eines lustigen YouTube-Films an oder lesen Sie ein inspirierendes Zitat. Welche Aktivität eine gute Stimmung hervorruft, ist individuell verschieden. Durch Ausprobieren können Sie herausfinden, welche Tätigkeit bei Ihnen eine gute Stimmung auslöst. Sie können es sich sogar zur Gewohnheit machen, die Arbeit mit einem solchen Stimmungsaufheller zu beginnen.

Belohnen Sie sich selbst für erledigte Aufgaben Selbstbelohnung für geschaffte Aufgaben ist eine sehr gute Motivationsstrategie, um sich zum Arbeiten zu motivieren. Eine Belohnung kann z. B. ein Buch, ein Kinobesuch oder je nach Situation ein freier Nachmittag/Abend sein.

Nutzen Sie Ihr soziales Umfeld Um sich gegenseitig bei der Verwirklichung Ihrer Ziele zu unterstützen, könnten Sie sich mit anderen Doktoranden verabreden, zu bestimmten Zeiten an Ihrer Doktorarbeit zu schreiben oder zu bestimmten Zeiten ins Labor zu gehen.

Engagieren Sie Ihr Motivationsteam Erhöhen Sie Ihre »innere Verpflichtung«, indem Sie Familienmitgliedern, Freunden oder Kommilitonen von Ihren Zielen berichten und sie darum bitten, regelmäßig nachzufragen, ob Sie Ihr Ziel erreicht haben.

Kontrollieren Sie Ihre Umwelt, damit Sie nicht von Ihrer Umwelt kontrolliert werden Kontrollieren Sie Ihre eigene Umwelt, indem Sie potenzielle Störfaktoren, die regelmäßig auftreten (z. B. E-Mails checken, Telefonanrufe usw.), ausschalten. Um in Ruhe an der Doktorarbeit zu schreiben, können Sie sich z. B. an einen internetfreien Ort begeben und Ihr Telefon zu Hause lassen.

Aktivieren Sie Ihre eigene Motivation Rufen Sie sich täglich Ihre Motivation mit Hilfe Ihrer Motivationskarte in Erinnerung oder zumindest dann, wenn Sie einen zusätzlichen Motivationsschub gebrauchen können.

1.1.2 Zeitmanagement für Doktoranden

Die häufigsten Klagen im Zusammenhang mit der Doktorarbeit und dem eigenen Vorankommen beziehen sich auf den Zeitmangel. Dieses Problem betrifft zum einen Studenten, die beginnen, Vorlesungen wegen der Doktorarbeit zu schwänzen. Besonders äußert sich dieses Problem jedoch bei Ärzten, die berufsbegleitend eine Doktorarbeit fertigstellen wollen. Entweder, weil sie die Doktorarbeit während des Studiums nicht abschließen konnten oder diese sogar erst während ihrer Arbeitstätigkeit begonnen haben. Es existiert zwar ein Bewusstsein für die ständig präsente Zeitnot. Doch die wenigsten Doktoranden setzen sich mit dem Thema intensiv auseinander oder denken darüber nach, wie sie ihre Arbeit so organisieren könnten, dass sie neben anderen Verpflichtungen auch mit ihrer Doktorarbeit vorankommen.

Wenn Sie auch unter Zeitmangel leiden, interessiert es Sie wahrscheinlich, was Sie aktiv tun können, um mehr Zeit für Ihre Doktorarbeit zur Verfügung zu haben. Es gibt bestimmte Tatsachen, an denen Sie nichts ändern können: Jedem Menschen stehen pro Tag 24 Stunden Zeit zur Verfügung. Doch es gibt auch Bereiche, die Sie aktiv beeinflussen können: In Ihrem Leben gehen Sie zahlreiche Verpflichtungen ein. Zu einem bestimmten Zeitpunkt haben Sie sich dazu entschieden, dass Sie sich mit bestimmten Dingen befassen wollen: Dazu gehört z. B., dass Sie vielleicht einen Nebenjob angenommen haben, kranke Angehörige pflegen oder Ihren Hobbys nachgehen.

Wenn Sie den Eindruck haben, dass Sie zu wenig Zeit für Ihre Doktorarbeit haben, sollten Sie von Zeit zu Zeit darüber nachdenken, ob Sie bestimmte Tätigkeiten weiter ausführen wollen oder müssen oder ob es andere, bessere Möglichkeiten gibt. Zum Beispiel könnten Sie sich auf die Suche nach einem Nebenjob machen, der besser bezahlt wird, so dass Sie für das gleiche Gehalt weniger Stunden arbeiten müssen. Oder Sie könnten zeitweise einen Pflegedienst für die Betreuung Ihrer Angehörigen engagieren, sodass Ihnen mehr Zeit für die Doktorarbeit zur Verfügung steht. Dies sind nur zwei Beispiele aus einer Vielfalt von Möglichkeiten.

Die meisten Menschen haben sich noch nie bewusst überlegt, wie und mit welchen Tätigkeiten sie ihre Zeit verbringen. Am Ende des Tages bleibt dann womöglich ein schales Gefühl, wieder nicht alle Aufgaben geschafft zu haben, die Sie

1

sich vorgenommen haben. Doch nur wenn Sie wissen, wie Sie Ihre Zeit verbringen, können Sie Ihre Zeit anders verplanen.

Der erste Schritt könnte also darin bestehen, dass Sie Ihre Freizeit analysieren, zeitfressende Tätigkeiten identifizieren und diese für die Dauer Ihrer Doktorarbeit einschränken. Der zweite Schritt besteht darin, die vorhandene Zeit effektiv zu nutzen. Im folgenden Abschnitt erfahren Sie, wie Sie diese Empfehlungen in die Praxis umsetzen können.

Für eine erste Bestandsaufnahme könnten Sie zeitfressende oder sinnlose Tätigkeiten identifizieren. Auf der Suche nach Entspannung schalten Sie z. B. abends zu Hause den Fernseher ein oder surfen im Internet. Sicherlich sind Phasen der Entspannung wichtig und notwendig. Allerdings tragen manche Tätigkeiten bei objektiver Betrachtung nicht unbedingt zur Entspannung bei. Vielleicht gibt es Tätigkeiten, die einen besseren Entspannungseffekt aufweisen, wie z. B. Yoga, Joggen oder Radfahren. So fühlen Sie sich nach 30–60 Minuten Yoga vielleicht viel fitter, als nach derselben Zeit vor dem Fernseher. Durch die körperliche Aktivierung bekommen Sie den Kopf wieder frei, um konzentriert an Ihrer Doktorarbeit zu arbeiten.

Doch wie finden Sie nun heraus, wie Sie Ihre Zeit verbringen? Um einen ersten Überblick zu gewinnen, könnten Sie z. B. ein Zeittagebuch über drei Tage führen. Darin notieren Sie abends vor dem Schlafengehen, mit welchen Tätigkeiten Sie Ihre Freizeit verbracht haben. Sie können sich folgende Fragen stellen und diese am besten schriftlich beantworten:

Leitfragen
Zeittagebuch

▬ Wie viel Zeit habe ich heute mit Fernsehen, Surfen im Internet, E-Mails checken usw. verbracht?
Was waren meine Motive dafür: Müdigkeit, der Wunsch nach Entspannung?
Falls Ihr Motiv Müdigkeit war: Könnte ich, wenn ich merke, dass ich müde werde, ein Powernap von 10–15 Minuten machen, um danach wieder leistungsfähiger zu werden?
Falls Ihr Motiv Entspannung war: Welche wirklich entspannende Tätigkeit könnte ich morgen ausführen, um anschließend noch Zeit für meine Doktorarbeit zur Verfügung zu haben?
▬ Bei welcher Tätigkeit könnte ich morgen effektiver sein, um Zeit zu gewinnen?

Tipp

Wenden Sie diese Fragen regelmäßig an, um neue Gewohnheiten in Bezug auf Ihre Freizeit zu entwickeln.

Allerdings können Sie diese Optimierung nur bis zu einem gewissen Grad vorantreiben. Denn wenn einmal die Freizeit optimiert ist und die freien Zeitfenster immer noch nicht ausreichen, dann hilft womöglich nur noch die Priorisierung von Projekten: Wenn Sie also in Vollzeit im Medizinstudium und Arztberuf arbeiten und gleichzeitig die Doktorarbeit verfassen wollen, dann werden diese beiden Aufgaben einen Großteil Ihrer Zeit ausfüllen. Kommen weitere Aufgaben hinzu, wie z. B. Kinder oder die Pflege von Angehörigen, dann müssen Sie eine Priorisierung vornehmen und das Projekt Doktorarbeit eventuell sogar auf einen späteren, passenderen Zeitpunkt verschieben.

Nachdem Sie Ihre Zeitnischen für die Arbeit an der Doktorarbeit identifiziert bzw. neu geschaffen haben, können Sie sich jetzt Gedanken darüber machen, wie Sie diese Zeit effektiv nutzen können. Dies kann besonders dann sinnvoll sein, wenn Sie manchmal das Gefühl haben, ineffektiv zu arbeiten, ohne genau zu wissen warum.

Mein eigenes Zeitmanagement hat sich entscheidend verbessert, nachdem ich das Buch von David Allen (2007) *Wie ich die Dinge geregelt kriege: Selbstmanagement für den Alltag* gelesen habe. In diesem Buch beschreibt David Allen ausführlich, wie es mit seiner Methode gelingt, die eigene Arbeit besser zu organisieren, nie wieder einen Termin zu vergessen und dadurch effektiv mit den eigenen Projekten voranzukommen. Oft sind Doktoranden frustriert und blockiert, da sich die Doktorarbeit wie ein riesiger Berg vor ihrem inneren Auge aufzutürmen scheint. Ein Berg, der nicht gerade dazu einlädt, mit der Arbeit anzufangen, sondern abschreckt und Angst macht. Doch worin besteht die Lösung? Die Theorie von David Allen besagt, dass jede Tätigkeit, die mehr als 2 Schritte umfasst, ein Projekt ist und deshalb auch bewusst geplant werden muss. Die Doktorarbeit ist somit ein Projekt, da deutlich mehr als 2 Schritte erforderlich sind, um sie abzuschließen. Damit Sie den Überblick über die Arbeit behalten, sollten Sie zunächst festlegen, welche Schritte Ihr Projekt umfassen wird. Das Projekt, die Doktorarbeit, wird deshalb in einzelne Arbeitsschritte zerlegt. So wird erst sichtbar, welcher der nächstlogische und nächstmögliche Arbeitsschritt ist. Aus den Arbeitsschritten werden dann kleine, machbare Aufgaben abgeleitet.

Beispiel

Die Aufteilung der Literaturrecherche in einzelne Arbeitsschritte

Die Literaturrecherche ist **ein** Arbeitsschritt, der bei genauerer Betrachtung aber aus vielen kleinen Aufgaben besteht, z. B.: Festlegen der Suchbegriffe, Einarbeitung in PubMed (Suchmaschine für wissenschaftliche Veröffentlichungen) und Citavi (Software zur Literaturverwaltung), Eingabe der Suchbegriffe in PubMed, Bewertung der aufgefundenen Artikel auf ihre Relevanz, Systematisierung der Literaturstellen in Citavi. Diese Aufgaben lassen sich in weitere Unteraufgaben aufsplitten: z. B. muss Citavi erst auf dem PC installiert werden, bevor Sie das Programm verwenden können.

Aus den einzelnen Arbeitsschritten ergeben sich konkrete Aufgaben, z. B. »den Doktorvater anrufen«. Diese Aufgaben sammeln Sie in einer **Aufgabenliste**, die Sie täglich aktualisieren sollten. Fallen Ihnen weitere Aufgaben ein, notieren Sie diese ebenfalls auf Ihrer Liste. Der Hintergedanke besteht darin, dass Aufgaben, die nicht klar definiert und notiert sind, uns in Gedanken immer wieder beschäftigen und uns »blockieren«. Durch das Aufschreiben »entlasten« wir somit unser Gehirn. Gleichzeitig ist es ein beruhigendes Gefühl, wenn wir wissen, wo unsere Aufgaben notiert sind. Ein weiterer Vorteil dieser Vorgehensweise ist, dass wir nichts mehr vergessen.

Anleitung zur Zeitplanerstellung

Sobald das Thema Ihrer Dissertation feststeht, können Sie mit Hilfe dieser kurzen Anleitung einen Zeitplan erstellen und die wichtigsten Prinzipien von David Allen (2007) sofort in die Tat umsetzen. Sie sehen dann immer auf einen Blick, wo Sie gerade mit Ihrem Projekt stehen, was Sie schon erledigt haben und was noch auf Sie zukommen wird.

Legen Sie als Erstes grob die Schritte fest, aus denen Ihr Projekt, also Ihre Doktorarbeit, besteht. Diese Liste muss zunächst nicht perfekt oder vollständig sein, da Sie bestimmte Schritte vielleicht zum derzeitigen Zeitpunkt noch gar nicht kennen. Es reicht, wenn Sie erst einmal ungefähr festhalten, was Sie schon wissen. Im Laufe des Projektes können Sie diese Liste dann weiter ergänzen.

Als Nächstes tragen Sie die Schritte in ein Tabellenkalkulationsprogramm ein, z. B. in Excel. In ◨ Tab. 1.1 finden Sie zur besseren Orientierung eine Auflistung der einzelnen Schritte der Doktorarbeit.

Weitere Aufgaben können Sie nach Ihren Erfordernissen ergänzen.

So erstellen Sie sich einen eigenen Excel-Planer

1. Öffnen Sie ein Excel-Tabellenblatt.
2. Erfassen Sie in der ersten Spalte alle Arbeitsschritte.
3. Legen Sie im Excel-Planer in der ersten Zeile eine Zeiteinteilung fest, z. B. Monat 1 usw.
4. Markieren Sie nun die entsprechenden Zellen des Monats, in dem Sie den jeweiligen Arbeitsschritt erledigen wollen.
5. Sammeln Sie die konkreten Aufgaben, die zur Erledigung der Arbeitsschritte erforderlich sind in einer separaten Aufgabenliste.
6. Überarbeiten Sie täglich Ihre Aufgabenliste, ergänzen Sie neue Aufgaben und haken Sie erledigte Aufgaben ab.

◻ Tab. 1.1 Phasen der Doktorarbeit

Phase 1: Vorbereiten	Motivation bestimmen
	Forschungsthema finden
	Planung der Doktorarbeit: Kurzzusammenfassung und Zeitplan
	Anmeldung der Promotion / Ausfüllen der Promotionsvereinbarung (falls erforderlich)
Phase 2: Durchführen	Einarbeitung in die Methodik
	Datenerfassung vorbereiten (Fragebogen, Dokumentationsbogen)
	Daten generieren
Phase 3: Analysieren	Einarbeitung in Excel
	Dateneingabe in Excel
	Einarbeitung in die Statistiksoftware SPSS
	Deskriptive Statistik
	Schließende Statistik
Phase 4: Schreiben	Einarbeitung in Word
	Literaturrecherche: Einarbeitung in Software
	Literaturrecherche: Literaturdatenbank erstellen
	Wissenschaftliches Schreiben
	Korrektur
	Rigorosum
	Abgabe der Dissertation

Tipp

Nehmen Sie Ihren Zeitplan zum nächsten Gespräch mit dem Doktorvater mit. Zusammen können Sie den Plan durchgehen und überprüfen, ob er umfassend und realistisch ist.

Am Anfang erfordert es ein wenig Übung und Anstrengung, diese Methode in die Praxis umzusetzen. Mit der Zeit werden Sie jedoch immer besser werden und merken, wie viel effizienter Sie dadurch arbeiten. Diese Methode können Sie selbstverständlich nicht nur auf Ihre Doktorarbeit, sondern auf jeden anderen privaten oder beruflichen Bereich anwenden.

> **Tipp**
>
> Arbeiten Sie täglich an Ihrer Doktorarbeit, selbst wenn Sie nur 60 Minuten Zeit haben. Pausen von mehr als zwei Tagen verzögern Ihren Fortschritt überproportional lange.

Wie lange dauert die Promotion?

Die Dauer hängt vom Umfang des zu bearbeitenden Themas und von Ihrem persönlichen Zeiteinsatz ab. Wenn Sie ein Freisemester nehmen und täglich an Ihrer Doktorarbeit arbeiten, werden Sie schneller vorankommen, als wenn Sie nur Zeit in den Semesterferien und an den Wochenenden investieren. Pauschal gesagt lässt sich eine retrospektive Doktorarbeit (auch: statistische Doktorarbeit), bei der alle Daten zu Beginn der Doktorarbeit schon vorhanden sind, in kürzerer Zeit bewerkstelligen als eine Doktorarbeit, bei der die Daten in Experimenten oder klinischen Studien erst noch generiert werden müssen. Eine retrospektive Doktorarbeit können Sie abhängig von der Datenmenge/Datenqualität und einer guten Planung innerhalb von sechs Monaten intensiver Arbeit realisieren. Bei experimentellen und klinischen Doktorarbeiten lässt sich der Zeitrahmen weniger genau abschätzen, da der Zeitbedarf von vielen unterschiedlichen Faktoren abhängt. Experimentelle und klinische Doktorarbeiten dauern in der Regel zwischen ein bis drei Jahren. Generell sollten Sie auch ausreichend Zeit für Formalitäten, die Korrekturen und die Zeit bis zum Rigorosum einplanen. Bestimmte Faktoren, die die Promotion verzögern, können Sie nur teilweise oder nicht beeinflussen. Maeve Hölscher (2006) untersuchte in einer empirischen Dissertation die Gründe für den Abbruch medizinischer Dissertationen. Sie fand heraus, dass ca. zwei Drittel der Promotionen durchschnittlich sechs Monate länger als ursprünglich geplant dauern. Als Ursachen nannten die Mediziner private Gründe, Materialengpässe bzw. zu wenige Patienten. Vor allem bei Doktorarbeiten, die nicht fertiggestellt werden, sehen die Doktoranden häufig Fehler im Konzept der Arbeit als ursächlich an. Störend wirkt sich aus Sicht der Doktoranden auch aus, wenn der Betreuer nicht erreichbar ist oder keine ausreichende Hilfestellung von Seiten der Arbeitsgruppe oder des Betreuers vorhanden ist.

Wann ist der beste Zeitpunkt für den Beginn der Promotion?

In Deutschland erstellen Medizindoktoranden ihre Doktorarbeiten in der überwiegenden Anzahl der Fälle neben dem Studium oder dem Beruf. Kaum ein Doktorand erstellt alle Teile der Doktorarbeit im Vollzeitjob. Dies ist eine Besonderheit in der Medizin. Im Gegensatz dazu werden Doktorarbeiten in anderen Fächern meist hauptberuflich erstellt.

Der beste Zeitpunkt, eine Promotion zu beginnen, ist das fünfte Semester nach dem Physikum. Ein früherer Beginn ist aus meiner Sicht nicht sinnvoll, denn die meisten Studenten fühlen sich mit der Vorbereitung auf das Physikum mehr als gefordert. In dieser Phase liegt die Priorität auf dem Bestehen des Physikums, denn ohne bestandenes Physikum bringt auch eine angefangene Doktorarbeit nichts.

Im Studium sind meist mehr nutzbare zeitliche Freiräume vorhanden, als im späteren Berufsleben. Denn mit dem Eintritt ins Berufsleben treten andere Prioritäten, wie die Familienplanung, in den Vordergrund. Dadurch wird die Doktorarbeit, vor allem in Bezug auf die Zeitplanung, zu einem noch anspruchsvolleren Projekt. Insbesondere Berufsanfänger sind in der Anfangszeit ihrer beruflichen Karriere damit beschäftigt, möglichst schnell den neuen Anforderungen gerecht zu werden. Dieser Wunsch ist völlig verständlich. Zum einen hat ein Fehlverhalten weitreichende negative Konsequenzen, zum anderen wollen sie dem Patienten die bestmögliche medizinische Behandlung zukommen lassen. Der Vorsatz, an den Abenden und an den Wochenenden noch an der Doktorarbeit zu schreiben, löst sich schnell in Luft auf, sodass dadurch letztendlich der erfolgreiche Abschluss der Doktorarbeit erheblich gefährdet wird. Haben Sie vor, eine Doktorarbeit berufsbegleitend zu beginnen, brauchen Sie ein exzellentes Zeitmanagement und gegebenenfalls eine zusätzliche externe Beratung, damit dies gelingen kann.

Schließen Sie Ihre Doktorarbeit möglichst vor dem Eintritt in das Berufsleben ab. Um dieses Ziel zu erreichen, sollten Sie den Start Ihrer Doktorarbeit nicht unnötig lange hinauszögern. Nur so haben Sie später noch einen Zeitpuffer, falls Verzögerungen auftreten. Häufig entsteht vor oder nach der statistischen Auswertung eine Arbeitspause, da Doktoranden das Gefühl haben, dass sie gut im Zeitplan liegen und schon so viel geschafft haben. Doch dieses Gefühl trügt: Auch das Schreiben ist noch einmal richtig zeitraubend und zieht sich häufig, wie ich aus eigener Erfahrung weiß, in die Länge. Und ehe man es gedacht hat, steht das praktische Jahr an. Treiben Sie Ihre Doktorarbeit stets aktiv voran und lassen Sie, wenn möglich, keine Pausen entstehen.

In diesem Abschnitt haben Sie den Ablauf einer Doktorarbeit kennengelernt. Sie sollten nun Ihre Beweggründe für die Promotion kennen und Sie sollten wissen, wie Sie die Motivation über den Verlauf der Doktorarbeit hinweg aufrechterhalten können. Mit dem Grundlagenwissen des Zeitmanagements können Sie, sobald Sie Ihr Forschungsthema gefunden haben, einen konkreten Zeitplan für Ihre Doktorarbeit erstellen.

1.2   Die Auswahl des Forschungsthemas

Im ersten Teil dieses Abschnitts erfahren Sie, wie Sie ein passendes Forschungsthema finden und worauf Sie bei der Auswahl des Themas und des Betreuers achten sollten. Im zweiten Teil lernen Sie, wie Sie eine Kurzzusammenfassung für Ihre Doktorarbeit erstellen.

Bevor Sie sich für ein Forschungsthema entscheiden, sollten Sie sich überlegen, welchen Karriereweg Sie später einschlagen wollen. Am Beginn dieses Kapitels haben Sie über Ihre Motivation nachgedacht und bereits Kenntnis darüber gewonnen, aus welchem Grund Sie promovieren möchten. Sicher ist der Promotionsbeginn noch ein sehr früher Zeitpunkt, um eine so langfristige Entscheidung zu treffen. Allerdings ist diese Entscheidung nie endgültig. Sie haben später jederzeit die Möglichkeit, einen anderen Karriereweg als den ursprünglich geplanten zu wählen, ohne dass daraus ein größerer Nachteil für Sie entsteht. Für diesen Moment sollten Sie jedoch diese (vorläufige) Entscheidung treffen, um gezielt nach der passenden Doktorarbeit suchen zu können.

Wenn Sie sich alle Karriereoptionen offen halten wollen, dann ist eine experimentelle Doktorarbeit sicherlich eine gute Wahl. Dadurch erhalten Sie Einblicke in die Forschungsabläufe und sammeln erste eigene Erfahrungen. Diese Erfahrungen werden Ihnen später bei der Entscheidung für oder gegen eine wissenschaftliche Laufbahn helfen.

Doktoranden fragen sich oft, ob das Fachgebiet, in dem die Doktorarbeit geschrieben wird, relevant für die spätere Stellenbewerbung ist. Anders ausgedrückt: Sollte man in dem Fach promovieren, in dem man später arbeiten möchte? Letztendlich spielt das Thema der Doktorarbeit keine besondere Rolle im Bewerbungsprozess. Das Fachwissen, das man bei der Doktorarbeit erwirbt, ist meist für die klinische Tätigkeit zu spezifisch. Hilfreich ist vielmehr das generelle Wissen, das Sie bei der Doktorarbeit erworben haben. Dieses Wissen ist nicht nur für ein spezifisches Fachgebiet, sondern universal anwendbar.

In der Regel besteht kein Mangel an Forschungsthemen. Die Schwierigkeit besteht vielmehr darin, aus der Fülle an Themen etwas Passendes auszuwählen.

Wenn Sie allerdings schon feste Vorstellungen zum Thema entwickelt haben, z. B. Sie wollen eine experimentelle Doktorarbeit in der Kardiologie bei einem bestimmten Professor machen, dann kann es manchmal zu Engpässen und Wartezeiten kommen, bis eine entsprechende Doktorarbeit angeboten wird.

1.2.1 Vier Hauptfaktoren für eine erfolgreiche Doktorarbeit

Die Befragung von Professoren, die selbst zahlreiche Doktoranden betreuen, hat ergeben, dass es 4 Hauptfaktoren gibt, die über den Erfolg oder Misserfolg der Doktorarbeit entscheiden: Der Doktorand, der Doktorvater (Betreuer), die Planung (Kurzzusammenfassung, Zeitplan) und die Arbeitsgruppe.

Faktor 1: Der Doktorand, also Sie

Wenn Sie Ihre Interessen kennen, dann wird es Ihnen leichter fallen, eine passende Doktorarbeit zu finden.

> **Leitfragen**
> **Interessenanalyse**
> - Mögen Sie keine Tierversuche? Dann sollten Sie auf keinen Fall eine Doktorarbeit annehmen, bei der Sie Tierversuche durchführen müssen.
> - Wollen Sie sich habilitieren und/oder später in der Forschung arbeiten? Wenn ja, sollten Sie eine experimentelle Doktorarbeit wählen.
> - Wollen Sie möglichst wenig Zeit in Ihre Doktorarbeit investieren? Dann könnten Sie sich für eine retrospektive Doktorarbeit und gegen eine experimentelle Doktorarbeit entscheiden.
> - Welches Fachgebiet und welches Thema interessieren Sie?
> - Welche Fähigkeiten wollen Sie bei der Doktorarbeit lernen?

Die Erkenntnisse aus der Beantwortung dieser Fragen helfen Ihnen später bei der Auswahl der Doktorarbeit.

Eine Doktorarbeit ist kein stures Abarbeiten von Aufgaben, sondern ein Lernprozess: Kein Doktorand ist von Anfang an perfekt. Als Doktorand sollten Sie sich darauf einstellen, dass die Doktorarbeit vielfältige Fähigkeiten erfordert, die Sie unter Umständen erst noch entwickeln müssen. Dazu gehören die Projektplanung und die präzise und systematische Arbeitsweise, um möglichst wenige Fehler zu machen. Die Arbeit im Team ist vielleicht neu und ungewohnt. Hier sind kommunikative Fähigkeiten gefragt und die Bereitschaft, von den Arbeitsgruppenmitgliedern zu lernen. Hinterfragen Sie Ihre Ergebnisse stets kritisch und machen Sie einen Plausibilitätscheck. Gelegenheiten, Ihr Projekt zu präsentieren, sollten Sie auf jeden Fall wahrnehmen, um die Erstellung von Präsentationen und das Sprechen vor einem Auditorium zu trainieren.

Der erfolgreiche Doktorand (aus Sicht des Doktorvaters) macht sich motiviert an die Doktorarbeit und befasst sich intensiv mit seinem Forschungsthema. Er sucht Literatur zum Thema und macht sich dazu Gedanken. Dadurch erkennt er Zusammenhänge und zieht Schlüsse daraus. Er führt die Experimente in Absprache mit dem Doktorvater eigenverantwortlich durch und hinterfragt seine Ergebnisse. Falls etwas unklar ist, stellt er sofort Fragen. An internen Fortbildungen nimmt der Doktorand gerne teil und fehlt nur aus wirklich triftigen Gründen und niemals unentschuldigt. Falls vorgesehen, sollte er seine Arbeit auf einem internen Doktorandenseminar oder im Rahmen einer Posterpräsentation auf Kongressen präsentieren. Die Reflexion für die Vorbereitung einer solchen Präsentation und die Fragen, die von den Teilnehmern gestellt werden, dienen dazu, sich intensiv mit dem Thema zu befassen. Termine für Treffen werden selbstverständlich eingehalten oder rechtzeitig abgesagt.

Faktor 2: Der Doktorvater

Da ein Doktorand in der Regel über keine Vorerfahrung verfügt, ist eine gute Begleitung durch den Doktorvater elementar für ihn. Die Erfahrung des Doktorvaters in der Durchführung von wissenschaftlichen Projekten trägt maßgeblich dazu bei, ob Projekte gelingen oder nicht. Die Konzeption des Forschungsthemas und die realistische Einschätzung der Umsetzbarkeit des Konzeptes sind also entscheidend für eine erfolgreiche Durchführung. Hilfreich sind regelmäßige Gespräche mit dem Betreuer über den Fortgang des Projektes und das Besprechen von Fragen und Unklarheiten.

Faktor 3: Die Kurzzusammenfassung und der Zeitplan

In einer Kurzzusammenfassung wird das Projekt beschrieben und im Zeitplan werden alle Arbeitsschritte chronologisch aufgeführt, sodass sich der Doktorvater und der Doktorand jederzeit daran orientieren können. Doktorarbeiten, bei denen eine Kurzzusammenfassung und ein Zeitplan vorhanden sind, verlaufen erfolgreicher als Projekte, bei denen vorher kein Plan erstellt wurde.

Faktor 4: Die Arbeitsgruppe

Wenn Sie in einer Arbeitsgruppe arbeiten, dann ist die Wahrscheinlichkeit, dass Sie bei Fragen einen Ansprechpartner finden, deutlich höher, als wenn Sie ganz auf sich selbst gestellt sind. Dadurch können Sie Ihren Arbeitsfluss aufrechterhalten. Außerdem wirkt der Teamgeist inspirierend und auch das Feiern sollte nicht zu kurz kommen. Anlass für spontane Feiern gibt es quasi immer (z. B. Veröffentlichungen, Geburtstage oder auch ein geglückter Versuch). Suchen Sie sich deshalb möglichst eine Doktorarbeit mit Arbeitsgruppenanschluss, um in den Genuss dieser Vorteile zu kommen.

1.2.2 Welche Kategorien von Doktorarbeiten gibt es?

Insgesamt lassen sich medizinische Doktorarbeiten in drei große Kategorien einteilen: Experiment, klinische Studie, Literaturarbeit. Die Unterschiede zwischen den einzelnen Arbeiten liegen in den unterschiedlichen Arbeitsmethoden, durch die die Daten generiert werden. Bei experimentellen und klinischen Doktorarbeiten liegt der Fokus stark auf dem praktischen Teil. Der Aufwand, den die Literaturrecherche einnimmt, ist im Vergleich dazu eher gering. Bei der Literaturarbeit liegt der Fokus auf der Literaturrecherche. Hier wird mehr Zeit für die Literaturbeschaffung und -analyse aufgewendet. Im Folgenden erhalten Sie einen Überblick über die Inhalte sowie die Vor- und Nachteile der einzelnen Doktorarbeiten.

Das (Labor-)Experiment
In Experimenten werden unterschiedliche Labormethoden z. B. aus der Molekularbiologie, Proteinbiochemie oder Immunologie in Versuchsmodellen an Zellen, Geweben oder Organismen (Tier, Mensch) angewandt.

Es gibt u. a. diese zwei Möglichkeiten der Fragestellung:
- Weiterentwicklung einer bereits etablierten Methode in einer neuen Versuchsanordnung (z. B. andere Zellen oder Organismen),
- Neuetablierung einer Methode (eher selten im Rahmen einer Doktorarbeit, da dies sehr zeitaufwendig ist)

Die rechtliche Grundlage für Tierversuche ist das Tierschutzgesetz (TierSchG, Bundesministerium der Justiz und Verbraucherschutz 2013).

In der Regel sind diese Doktorarbeiten in eine Arbeitsgruppe, bestehend aus medizinisch-technischen Fachangestellten, Diplomanden und Doktoranden weiterer Fachrichtungen, eingebunden, da die Arbeit nicht von einer Person alleine zu bewältigen wäre. Die Durchführungen der Versuche erfordern ein hohes Maß an Planung und ein exaktes Arbeiten. Nur wenn die Versuche exakt durchführt werden, ist das Versuchsergebnis valide. Das exakte Arbeiten ist für den ein oder anderen vielleicht ungewohnt und erfordert zu Beginn Übung. Arbeiten Sie sich gründlich in die Methodik ein, bevor Sie die eigentlichen Versuche durchführen. Häufig funktionieren die Methode und die Versuche allerdings zu Beginn nicht so, wie Sie es sich vielleicht vorgestellt haben. Manchmal vergehen mehrere Monate, bis sich nach zahlreichen Optimierungsdurchläufen erste Erfolge einstellen. Davon sollten Sie sich nicht demotivieren lassen bzw. auf die am Beginn dieses

Kapitels genannten Motivationshilfen zurückgreifen. Dafür sind die ersten eigenen Ergebnisse umso beflügelnder und bewirken einen enormen zusätzlichen Motivationsschub.

Eine experimentelle Doktorarbeit (◘ Tab. 1.2) sollte im Idealfall aus zwei oder mehr Teilen bestehen (also aus mindestens zwei unterschiedlichen Versuchen). Einer der Versuche sollte mit einer hohen Erfolgsgarantie verbunden sein, sodass der erfolgreiche Abschluss der Arbeit gesichert ist.

◘ **Tab. 1.2** Vor- und Nachteile des Labor-Experimentes

Pro	Erlernen experimenteller Arbeitstechniken
	Arbeitsgruppe meist vorhanden
	Abwechslungsreich
	Gute Note
	Publikation wahrscheinlich
Kontra	Hoher Zeitaufwand

Die klinische Studie

Klinische Studien sind »Experimente am Menschen«. Rechtliche Grundlage dafür ist die *Gute Klinische Praxis* (»good clinical practice«, GCP). Die Prinzipien der GCP sind in der *Leitlinie zur Guten Klinischen Praxis* (Langenbahn 2003) zusammengefasst worden. Diese Leitlinie ist ein internationaler Standard zur Planung, Durchführung, Dokumentation und Berichterstattung von klinischen Studien am Menschen. Durch die Leitlinie werden die Rechte der Teilnehmer an klinischen Versuchen geschützt und die Qualität der klinischen Studien verbessert. Weitere rechtliche Grundlagen sind das Medizinproduktegesetz und das Arzneimittelgesetz. Je nach Studiendesign muss im Vorfeld das Ethikvotum der zuständigen Ethikkommission eingeholt werden. Normalerweise übernimmt der Doktorvater das Ausfüllen und Einreichen des Ethikantrags. Nach Einreichung des Ethikantrags vergehen meist einige Monate, bis das zustimmende Votum vorliegt.

Hinweis: Bevor das Ethikvotum und die Einwilligungserklärung des Patienten vorliegt, dürfen keine studienspezifischen Tätigkeiten am Patienten durchgeführt werden.

Klinische Studien lassen sich je nach Zielsetzung in verschiedene Subgruppen untergliedern. In **diagnostischen Studien** werden diagnostische Tests evaluiert (z. B. wie sicher ein Test zwischen kranken und nichtkranken Patienten unterscheidet). Eine weitere Gruppe sind **therapeutische Studien**, um z. B. Arzneimittel oder Operationsverfahren zu untersuchen. **Prognosestudien** evaluieren inwieweit eine bestimmte Intervention, wie z. B. eine Operation, die weitere Prognose beeinflusst. **Ätiologische Studien** sollen Zusammenhänge zwischen beispielsweise einem externen Faktor wie dem Alkoholkonsum und der Entstehung von Demenz klären.

Prinzipiell wird zwischen einer **retrospektiven** (◘ Tab. 1.3) und der **prospektiven** (◘ Tab. 1.4) **Datenerhebung** unterschieden. Der Hauptunterschied besteht darin, dass die Daten bei prospektiven Studien erst noch erhoben werden müssen, wohingegen die Datenerhebung bei der retrospektiven Betrachtungsweise zu Beginn der Doktorarbeit weitestgehend abgeschlossen ist. Weitere Informationen zum Studiendesign finden Sie in ▶ Kap. 3. Die Auswahl des Studiendesigns hängt von der Fragestellung ab. Sie sollten sich jedoch immer darüber bewusst sein, dass in der wissenschaftlichen Forschung prospektive randomisierte doppelblinde Studien den höchsten Evidenzgrad aufweisen.

Die Tätigkeiten des Doktoranden bei klinischen Studien hängen vom Studiendesign und vom Inhalt ab. Sobald das Ethikvotum (falls erforderlich) vorliegt, kann die Studie beginnen. Eine Aufgabe des Doktoranden könnte sein, bei der Patientenrekrutierung mitzuhelfen. Dies bedeutet, dass Sie geeignete Patienten finden müssen, diese anschreiben und betreuen. Der Doktorand wird je nach Methodik bei der Untersuchung helfen oder Methoden, wie körperliche Untersuchung, Blutabnahme, Laboranalysen oder Sonografie, eigenständig durchführen. Die Daten werden vom Doktoranden, vom Arzt oder von einer Study Nurse in Fragebögen oder Datenerfassungsbögen erfasst. Bei retrospektiven Studien fällt der Schritt der Primärdatenerhebung weg. Hier kann die Datenanalyse beginnen, sobald die Studienpatienten identifiziert sind.

Eine **empirische Studie** ist im weitesten Sinne eine klinische Studie. Dabei wird eine bestimmte Fragestellung zunächst anhand der bestehenden Literatur analysiert. Um die Fragestellung zu beantworten, kommen Methoden wie Beobachtungen, Interviews und Experimente zum Einsatz. Ein Arbeitsschritt könnte darin bestehen, einen Fragebogen auszuarbeiten und die entsprechenden Zielpersonen zu befragen. Anschließend erfolgt analog zum Experiment und zur klinischen Studie die statistische Datenauswertung.

◘ Tab. 1.3 Vor- und Nachteile der prospektiven Studie

Pro	Erlernen von klinischen Fähigkeiten
	Klinischer Bezug
	Arbeit mit Patienten
	Gute Note
	Je nach Innovationsgrad gut publizierbar
Kontra	Hoher Zeitaufwand
	Abhängigkeit von Patienten (genügend Patienten mit entsprechenden Einschlusskriterien finden, Compliance der Patienten)

◘ Tab. 1.4 Vor- und Nachteile der retrospektiven Studie

Pro	Geringer Zeitaufwand, da die Daten zu Beginn der Doktorarbeit schon vorhanden sind
	Zeitliche Flexibilität (Arbeiten zu jeder Tageszeit möglich)
Kontra	Unvollständige Daten können die statistische Auswertung erschweren und die Aussagekraft der Daten beeinträchtigen
	Eintönig
	Mittelmäßige Note
	Ergebnisse nicht immer publizierbar

Die Literaturarbeit (theoretische Doktorarbeit)

Der Inhalt und Aufbau der einzelnen Arbeiten ist sehr heterogen. Hier besteht die wissenschaftliche Leistung häufig in der Analyse von Literatur, um zu neuen Erkenntnissen zu gelangen (◘ Tab. 1.5). Diese Doktorarbeiten werden in der Medizininformatik, Geschichte der Medizin, der Statistik und der Medizinethik angeboten. Ausgangspunkt ist auch hier eine Fragestellung, die zu Beginn der Doktorarbeit noch diffus sein kann und sich erst im Laufe der Doktorarbeit herauskristallisiert. Hauptmethodik ist hier eine ausgedehnte Literaturrecherche, das Bewerten von Literatur und das Herstellen von neuen Zusammenhängen. Eine intensive Betreuung durch den Doktorvater ist bei diesen Arbeiten essenziell, damit sich der Doktorand nicht im Thema verirrt.

□ Tab. 1.5 Vor- und Nachteile der Literaturarbeit

Pro	Zeitliche Flexibilität (Arbeiten zu jeder Tageszeit möglich), sobald die Literatur beschafft wurde
	Unabhängig von Personal oder Patienten
	Interessante Themen
	Je nach Innovationsgrad gut publizierbar
	Gute Note
	Erfordert eigenständiges Arbeiten
Kontra	Zeitaufwendig, da die Fragestellung teilweise im Prozess erarbeitet wird
	Stellenweise schwierig, vor allem dann, wenn die Fragestellung nicht genau definiert ist
	Fehlender Patientenkontakt

1.2.3 Das richtige Forschungsthema finden

Nun haben Sie einen Überblick über die verschiedenen Kategorien der Doktorarbeit erhalten. Vielleicht können Sie sich noch nicht für die eine oder die andere Kategorie entscheiden. Jetzt ist es sinnvoll, sich mit potenziellen Doktorvätern zusammen zusetzen, um eine bessere Vorstellung von den verschiedenen Fragestellungen, Methoden und Abläufen zu bekommen. Die meisten Doktoranden treffen sich mit zwei bis drei Doktorvätern, bevor sie ein Thema auswählen.

Nachfolgend finden Sie eine Übersicht darüber, wo Sie Ausschreibungen für Doktorarbeiten finden:

- Doktorarbeiten werden häufig am schwarzen Brett, dem Intranet der Fachabteilungen oder auf der Homepage des Dekanats angeboten. Halten Sie dort Ausschau nach Themen, die für Sie interessant sein könnten.
- Falls Doktorarbeiten im Rahmen von Themenbörsen (interne Studentenmessen) vorgestellt werden, sollten Sie diese besuchen und die Gelegenheit nutzen, mit den Wissenschaftlern vor Ort zu sprechen.
- Wenn Sie eine bestimmte Fachabteilung ins Auge gefasst haben, können Sie direkt in Ihrer Wunschabteilung nachfragen, ob gerade Doktorarbeiten angeboten werden. Dazu rufen Sie bei der Abteilungssekretärin an und erkundigen sich, wer Ihnen Auskunft zu den Doktorarbeiten geben kann.

— Häufig erwähnen Professoren auch in ihren Vorlesungen, dass sie Doktoranden suchen. Alternativ können Sie bei einem Professor Ihrer Wahl (z. B. nach
der Vorlesung) direkt nachfragen, ob er eine Doktorarbeit zu vergeben hat.
Und: Selbst wenn es gerade keine offiziellen Themen gibt, können Sie Ihr
Interesse bekunden. Betreuer sind immer an motivierten Doktoranden
interessiert und bieten Ihnen dann womöglich eine Arbeit an, die noch nicht
öffentlich ausgeschrieben wurde.

Doktorarbeit beim Doktor, Privatdozent oder Professor?

Sie haben schon erfahren, dass der Betreuer bei der Doktorarbeit eine wichtige
Rolle spielt. Vielleicht fragen Sie sich auch, ob Ihr Betreuer besser »nur« Arzt,
Privatdozent oder Professor sein soll. Meine Interviews mit Doktorvätern haben
ergeben, dass es bei der Betreuung von Doktoranden eine Lernkurve gibt. Ein
Betreuer, der erst seit kurzem Doktoranden betreut und wenig publiziert hat, ist
wahrscheinlich eher unerfahren in der Anleitung eines Doktoranden. Ob jemand
erfolgreich publiziert (und damit wahrscheinlich auch schon mehrere Doktoranden betreut hat), ist daran erkennbar, wie viele Publikationen auf seiner Publika-
tionsliste stehen. Andererseits ist ein jüngerer Betreuer eventuell engagierter als
ein Professor, der schon »alle Schäfchen im Trockenen« hat.

Das wichtigste ist allerdings, dass der Betreuer während des Zeitraumes, in dem
Ihre Doktorarbeit stattfindet, für eine Betreuung zur Verfügung steht. Er sollte also
nicht gerade in den (Vor-)Ruhestand gehen oder planen, seine Karriere in einer
anderen Klinik fortzusetzen. Ein Betreuerwechsel ist zwar nicht unmöglich, aber
mit einem gewissen Aufwand verbunden. Falls Sie unsicher sind, können Sie das
im Gespräch mit dem Doktorvater offen ansprechen und nachfragen, ob er damit
rechnet, für den geplanten Zeitraum als Ansprechpartner zur Verfügung zu stehen.

Je nach Kategorie und Phase der Doktorarbeit sollte mindestens monatlich,
besser noch wöchentlich ein Treffen zwischen Doktorand und Betreuer stattfin-
den, um die bisherige Arbeit zu reflektieren, aufkommende Probleme rechtzeitig
zu besprechen und die nächsten Arbeitsschritte festzulegen. Diese Vorgaben stellen hohe Anforderungen an die Betreuer, denn häufig findet deren wissenschaftliche Arbeit außerhalb der regulären klinischen Tätigkeit, also nach Dienstende
oder am Wochenende statt. Die Intensität der Betreuung ist demnach von der
Arbeitsbelastung des Doktorvaters abhängig: Ist er klinisch sehr stark eingebunden (z. B. in der Chirurgie), läuft die Doktorandenbetreuung möglicherweise »ne-
benher« und ist eine zusätzliche Arbeitsbelastung für ihn. Das kann bedeuten, dass
Sie größtenteils selbstständig und eigenverantwortlich arbeiten müssen. »Vollzeit-
wissenschaftler« können in der Regel mehr Zeit für die Doktorandenbetreuung
investieren. Es gibt indirekte Anzeichen, an denen Sie erkennen können, ob der
Doktorvater (voraussichtlich) über ausreichend Zeit verfügt, wie zeitnahes Antworten auf Ihre Anfragen und das Einhalten von vereinbarten Terminen. Diese

Aussagen sind natürlich nicht hundertprozentig allgemeingültig, sondern sollen Ihnen eine Orientierung bieten und dabei helfen, Informationen zu sammeln und sich eine eigene Meinung zu bilden.

Die Bewerbung selbst läuft meist recht unkompliziert ab. Sie können dazu eine E-Mail an den Ansprechpartner schreiben oder direkt anrufen, wenn in der Ausschreibung nichts anderes gefordert wurde. Nennen Sie in der E-Mail oder im Telefonanruf kurz, wer Sie sind und wie Sie von dem Thema erfahren haben (durch Aushang, Empfehlung usw.). Falls Sie sich initiativ bewerben, können Sie kurz erklären, warum Sie sich gerade für dieses Fach interessieren. Klären Sie im Vorfeld, ob Sie bestimmte Unterlagen, wie Zeugnisse oder den Lebenslauf, zum Vorstellungsgespräch mitbringen sollen. Einige Doktorväter verzichten auf solche Nachweise, andere möchten die Unterlagen gerne sehen.

> **Tipp**
>
> Recherchieren Sie im Vorfeld, welche Publikationen es von der jeweiligen Arbeitsgruppe gibt, um eine Vorstellung von der Aktivität der Gruppe und von den Forschungsinhalten zu bekommen.

Das Vorstellungsgespräch beim (potenziellen) Doktorvater

Ich kenne Doktoranden, die bis zu 40 Bewerbungen für eine Doktorarbeit verschickt haben, ohne eine Doktorarbeit zu ergattern. Doktorväter haben ein intrinsisches Interesse daran, dass die Doktorarbeit zügig und korrekt durchgeführt wird. Sie werden deshalb bevorzugt Doktoranden auswählen, von denen sie glauben, dass sie diese Anforderungen erfüllen können. Doktorväter schätzen nicht nur die Arbeit der Doktoranden als Beitrag innerhalb größerer Forschungsprojekte, sondern sehen Doktoranden als potenziellen Nachwuchs. Deshalb kommt es beim Bewerbungsgespräch vor allem darauf an, dass Sie Motivation signalisieren und die Bereitschaft, sich in die Materie einzuarbeiten. Als Pluspunkt kann Ihnen auch angerechnet werden, wenn Sie schon eine Fortbildung in Literaturrecherche (Kurse werden in jeder Universitätsbibliothek angeboten), in MS Word oder Excel belegt haben. Das sind Grundlagenkenntnisse, die Sie für Ihre Doktorarbeit (und Ihr weiteres Leben) auf jeden Fall gut gebrauchen können. Es ist gut möglich, dass Sie gefragt werden, aus welcher Motivation heraus Sie promovieren möchten. Hier kommen Ihnen Ihre Überlegungen am Anfang des Kapitels zugute. Im Gespräch ist es essenziell, die Vorstellungen des Doktorvaters vom Ablauf der Doktorarbeit und von Ihrem Beitrag dazu zu erfahren, da es sonst unweigerlich zu Missverständnissen kommen wird. Während des Gespräches sollten Themen wie die Fragestellung, die geplante Fallzahl/Zahl der Versuche, die Methodik und der zeitliche Rahmen besprochen werden.

Leitfragen
Themen, die Sie unbedingt im Vorfeld klären sollten
- Wie lauten Thema und Inhalt der Doktorarbeit?
- Wie lange ist die geschätzte Gesamtdauer der Doktorarbeit?
- Wie hoch ist der Zeitaufwand pro Tag und Woche?
- Erwartet der Betreuer, dass Sie für die Arbeit ein Freisemester nehmen?
- Sind regelmäßige Besprechungen mit dem Doktorvater vorgesehen: Gibt es eine Doktorandensprechstunde?
- Gibt es eine Arbeitsgruppe?
- Welche Tätigkeiten sollen Sie durchführen?
- Ist eine Publikation geplant? Welche Rolle spielen Sie dabei (Erstautor, Zweitautor)?
- Ist es wahrscheinlich, dass der Betreuer/Doktorvater bzw. die Doktormutter für die Betreuung in den nächsten zwei bis drei Jahre zur Verfügung steht?

Eingangs habe ich beschrieben, wie sich die einzelnen Kategorien der Doktorarbeiten in ihrem Inhalt und der Methodik unterscheiden. Im Gespräch mit dem Betreuer haben Sie Details zum Ablauf und Ihren Aufgaben erfahren. Vor der endgültigen Themenauswahl kann es sinnvoll sein, einen Tag in der jeweiligen Arbeitsgruppe zu hospitieren. Dort können Sie einen oder mehrere Doktoranden zu Ablauf und Arbeitsbedingungen befragen und so direkt herausfinden, ob die Zusammenarbeit mit dem Betreuer und der Arbeitsgruppe angenehm ist. Fragen Sie auch nach, ob der Betreuer Zeitpläne und Absprachen einhält und ob ein Ansprechpartner für aufkommende Fragen zeitnah zur Verfügung steht.

Die Fragestellung der Doktorarbeit

Gelegentlich kann es bei umfangreicheren, vor allem experimentellen und theoretischen Doktorarbeiten, vorkommen, dass die exakte Fragestellung noch nicht am ersten Tag der Doktorarbeit feststeht, da sich das Thema in der Anfangsphase noch entwickeln muss. Allerdings sollte diese Entwicklungsphase unbedingt auf einen überschaubaren Zeitraum (max. 4 Wochen) begrenzt und das Thema danach definiert werden. Ich habe einige Doktoranden beraten, die auch nach Abschluss der Datenerfassung (z. B. bei retrospektiven Doktorarbeiten) Ihre Fragestellung noch nie schriftlich fixiert hatten und deshalb in massive Schwierigkeiten bei der Datenauswertung kamen. Seien Sie an dieser Stelle penetrant und bestehen Sie darauf, mit Ihrem Doktorvater zusammen die Fragestellung frühzeitig im Projektverlauf (vor der Datenerfassung!) festzulegen.

Nicht jede Fragestellung kann zufriedenstellend beantwortet werden. Im Idealfall besteht das Thema deshalb aus mehr als einer Fragestellung. Dadurch erhöht sich die Wahrscheinlichkeit, dass eine der Fragestellungen auf jeden Fall beantwortet werden kann und somit ein erfolgreicher Abschluss der Doktorarbeit garantiert ist.

Folgende Leitfragen sollen Sie bei der Entscheidung für ein Thema unterstützen. Nehmen Sie sich die Zeit, um über folgende Fragen nachzudenken und beantworten Sie die Fragen am besten schriftlich.

Leitfragen
Das richtige Forschungsthema finden
- Welche Fragestellung soll mit der Doktorarbeit beantwortet werden?
- Welche Parameter/Variablen müssen zur Beantwortung der Hypothesen erhoben werden?
- An welcher Grundgesamtheit / an welchem Patientenkollektiv werden die Variablen gemessen?
- Ist es realistisch, dass die Fragestellung beantwortet werden kann?

Bei Experimenten
- Welche Vor-Experimente gibt es bereits?
- Ist ausreichend Untersuchungsmaterial vorhanden?

Bei klinischen Studien
- Gibt es ausreichend viele Patienten, die die Ein- und Ausschlusskriterien erfüllen?
  (die Anzahl der in Frage kommenden Patienten kann anhand des Qualitätsmanagementberichts oder aus hausinternen Statistiken abgeschätzt werden)

Bei retrospektiven Arbeiten
- Wurden ausreichend viele Patienten untersucht?
- Ist die Dokumentation der Daten vollständig in Bezug auf die benötigten Parameter/Variablen?

1.3   Die Planung der Doktorarbeit

Unabhängig davon, ob Sie ein Experiment, eine klinische Studie oder eine Literaturarbeit durchführen wollen: Planen Sie Ihr Projekt, bevor Sie sich an die Arbeit machen! Dazu erstellen Sie eine **Kurzzusammenfassung** der Doktorarbeit und einen **Zeitplan** (Anleitung ▶ Abschn. 1.1.2)

Eine solche Planung ist ein essenzieller Bestandteil der Vorbereitung. Schlecht geplante Doktorarbeiten kosten viel Zeit und Geld. Erst wenn Sie gut vorbereitet sind, sollten Sie auch tatsächlich starten. Je besser Sie Ihre Arbeit im Vorfeld geplant haben, desto leichter wird sie Ihnen fallen. Vielleicht überlegen Sie gerade, ob Sie so eine Planung wirklich brauchen. Möglicherweise würden Sie sich viel lieber sofort in die Arbeit stürzen, um Zeit zu sparen. Es gibt allerdings mehrere gute Gründe, die für eine Projektplanung sprechen. Maeve Hölscher (2006) stellte fest, dass bei den geglückten Doktorarbeiten in 48 Prozent der Fälle eine Kurzzusammenfassung und ein Zeitplan vorhanden waren, während dies nur auf 19 Prozent der misslungenen Doktorarbeiten zutraf. Die Pläne dienen dazu, strukturiert über das Thema nachzudenken und fehlende Informationen zu ergänzen. Gegebenenfalls werden erst durch diese Form der Planung Lücken bzw. bisher nicht berücksichtigte Umstände sichtbar und nötige Änderungen lassen sich noch rechtzeitig durchführen.

Während der Doktorarbeit bieten Zusammenfassung und Zeitplan wichtige Orientierungshilfen, um die Übersicht zu bewahren und sich nicht zu verzetteln. Gleichzeitig ist diese Zusammenfassung für die Zusammenarbeit mit dem Statistiker hilfreich, der eventuell mit der Auswertung der Daten betraut werden soll. Es spricht für die Güte der Doktorandenbetreuung, wenn der Doktorvater von sich aus auf eine solche Zusammenfassung besteht. Falls die Initiative dafür nicht von Ihrem Doktorvater ausgeht, sollten Sie selbst eine Kurzzusammenfassung und einen Zeitplan anlegen und die Inhalte mit Ihrem Doktorvater absprechen. Diese Pläne dienen auch als Grundlage für spätere Treffen mit dem Betreuer. Anhand des Planes können Abweichungen auf einen Blick erkannt und Korrekturen vorgenommen werden.

Kurzzusammenfassung Der Umfang der Kurzzusammenfassung sollte maximal ein bis zwei Seiten betragen und in konzentrierter Form die Inhalte Ihrer Doktorarbeit wiedergeben. Sobald das Thema der Doktorarbeit feststeht, können Sie die Kurzzusammenfassung erstellen, spätestens jedoch vor der Datenerfassung bzw. vor Versuchsbeginn. Im Laufe der Literaturrecherche und der Vorbereitungen sollte sie immer wieder dem aktuellen Arbeitsstand angepasst werden.

Checkliste

Kurzzusammenfassung

- Aktueller Stand der Wissenschaft: Welche Erkenntnisse gibt es zu diesem Thema bereits? Wie kam es zur Idee, diese Fragestellung zu bearbeiten? Erwartete Ergebnisse des Versuchs.
- Formulierung der Fragestellung
- Beschreibung der Methodik (Experiment, klinische Studie, Literaturarbeit)
- Festlegung der Parameter/Variablen, die erfasst werden müssen, um die Fragestellung zu beantworten (Hauptparameter, Nebenparameter)
- Fallzahlplanung (▶ Kap. 3)
- Statistische Verfahren (▶ Kap. 3)

(Aus Doktoranden Akademie 2013)

Erstellung eines individuellen Zeitplans Um die Reihenfolge der Arbeitsschritte festzuhalten und abzuschätzen, wie lange Sie für Ihre Doktorarbeit brauchen werden, sollten Sie im nächsten Schritt einen Zeitplan erstellen. Die Vorgehensweise wird im ▶ Abschn. 1.1.2 beschrieben. Der Zeitplan soll bewirken, dass Sie Ihr Ziel immer genau vor Augen haben. Gleichzeitig halten Sie die Motivation aufrecht, indem Sie sich bewusst machen, was Sie schon erreicht haben. Dazu können Sie in Ihrem Plan regelmäßig die erreichten Teilziele abhaken.

Besprechen Sie die Kurzzusammenfassung und den Zeitplan nach der Erstellung mit Ihrem Doktorvater, um sicher zu gehen, dass Sie die Fragestellung richtig verstanden haben und Ihre Zeitplanung realistisch ist. Der positive Nebeneffekt besteht darin, dass die Erstellung der Pläne Sie (und den Doktorvater) dazu zwingt, das ganze Projekt genau zu durchdenken. Während der (hoffentlich regelmäßigen) Gespräche mit dem Betreuer können Sie anhand der Pläne Ihre Fortschritte und offenen Fragen besprechen, die zeitlichen Ziele überprüfen und sie gegebenenfalls an die aktuelle Situation anpassen.

Sehen Sie diese Ziele auf jeden Fall als verpflichtend und verbindlich an. Es kann eine exzellente Motivationshilfe sein, wenn Ihr Doktorvater von Ihren zeitlichen Zielen weiß, besonders dann, wenn Sie gerne Dinge aufschieben. Denn ist das Ziel einmal öffentlich kommuniziert, so wird es Ihnen schwerer fallen, dieses aus unwichtigen Gründen nicht einzuhalten.

Besonderheiten im Umgang mit Zeitplänen Nicht immer entwickelt sich die Arbeit nach Ihrem Plan. Zum Beispiel kann es passieren, dass Ihnen Zellen im Labor absterben, und Sie eine neue Zellkultur ansetzen müssen. Oder es ergeben sich private Zwischenfälle, auf die Sie reagieren müssen. Durch solche unvorhergesehenen Ereignisse kann Ihr Zeitplan durcheinander geraten. Wenn Sie dadurch ständig Ihrem Plan hinterherhinken, ist das auf Dauer sehr frustrierend. Es ist ganz normal, dass der Plan im Laufe des Projektes an neue Gegebenheiten angepasst werden muss. Seien Sie andererseits aber auch ehrlich zu sich selbst: Ändern Sie den Plan nicht leichtfertig, weil Sie die Arbeit aufgeschoben haben. Suchen Sie dann lieber nach Möglichkeiten, wie Sie in Zukunft dem Aufschieben vorbeugen können. Empfehlungen zur Selbstmotivation finden Sie am Beginn dieses Kapitels.

Denken Sie bei Zeitverzögerungen auch an Ihren Doktorvater! Womöglich hat er Ihre Ergebnisse für einen Vortrag oder eine Publikation eingeplant. Informieren Sie ihn also rechtzeitig darüber, dass sich der Zeitplan verschiebt. Auch wenn Ihnen solche Gespräche vielleicht nicht leicht fallen, sollten Sie das Gespräch nicht unnötig lange hinauszögern. Je länger Sie zögern, desto schwieriger wird es, das Thema anzusprechen und das Vertrauensverhältnis zu Ihrem Doktorvater könnte darunter leiden. Wenn er hingegen versteht, warum Sie nicht weiterkommen, können Sie auf Verständnis und Unterstützung hoffen und sich gegebenenfalls gemeinsam eine Lösung überlegen.

1.4   Weiterführende Literatur

- Medizinische Fakultät Charité – Universitätsmedizin Berlin (2012) Promotionsordnung. Amtliches Mitteilungsblatt Charité 099:809–816. http://promotion.charite.de/fileadmin/user_upload/microsites/sonstige/promotion/Neue_PO/AMB121203-099.pdf. Zugegriffen: 07. Januar 2014
- Neugebauer EAM (2011) Von der Idee zur Publikation. Springer, Heidelberg

Literatur

Allen D (2007) Wie ich die Dinge geregelt kriege: Selbstmanagement für den Alltag, 2. Aufl. Piper, München

Bundesministerium der Justiz und Verbraucherschutz (2013) Tierschutzgesetz. http://www.gesetze-im-internet.de/tierschg/index.html. Zugegriffen: 07. Januar 2014

Doktoranden Akademie (2013) Checkliste Vorbereitung & Planung. http://www.doktoranden-akademie.de. Zugegriffen: 07. Januar 2014

Doktoranden Akademie (2013). http://www.doktoranden-akademie.de. Zugegriffen: 07. Januar 2014

Doktoranden Akademie (2013). Checkliste Kurzzusammenfassung. http://www.doktoranden-akademie.de. Zugegriffen: 07. Januar 2014

Hölscher M (2006) Gründe für den Abbruch medizinischer Dissertationen. Dissertation, Universität zu Lübeck http://www.students.informatik.uni-luebeck.de/zhb/ediss207.pdf. Zugegriffen: 07. Januar 2014

Phase 2: Durchführen

Jasmin Webinger

J. Webinger et al., *Wie schreibe ich eine Doktorarbeit?*,
DOI 10.1007/978-3-642-54078-3_2, © Springer-Verlag Berlin Heidelberg 2014

In Phase 2 erhalten Sie Informationen zu den praktischen Aspekten von Experiment, klinischer Studie und Literaturarbeit.

Als neuer Doktorand sollten Sie einige Verhaltensregeln beachten, um nicht gleich am ersten Tag in Fettnäpfchen zu treten. Ihre Teammitglieder, sei es das Laborteam oder Klinikmitarbeiter, legen viel Wert auf eine persönliche Vorstellung. Stellen Sie sich bei einer Person lieber zweimal vor, als jemanden versehentlich auszulassen (auch wenn das manchmal zu peinlichen »Doppelvorstellungen« führt). Lassen Sie sich die wichtigsten Räume am ersten Arbeitstag zeigen. Eine Einweisung in Arbeitsgeräte und Materialien sollte selbstverständlich sein.

Kümmern Sie sich, falls erforderlich, um die Beschaffung Ihrer Arbeitsgeräte und Materialien. Beantragen Sie Benutzerzugänge zu PCs und den erforderlichen Programmen, um eigenständig arbeiten zu können. Um den Überblick über Ihre Vorgehensweise zu behalten, dokumentieren Sie alle Protokolle und Ansätze in einem Laborbuch (z. B. gebundenes Buch, DINA4), auch um Änderungen während des Versuchs nachvollziehen zu können und später die aktuellen Daten für den schriftlichen Teil (Material und Methoden) der Doktorarbeit parat zu haben.

2.1   Experimentelle Doktorarbeit

Beispielhaft wird in diesem Abschnitt die Vorgehensweise bei einer experimentellen Doktorarbeit beschrieben. Die grundsätzlichen Schritte sind bei jedem Projekt ähnlich. Dieses Vorgehen können Sie jederzeit an Ihre Situation anpassen und gegebenenfalls weitere Schritte hinzufügen.

2.1.1   Erlernen der Methodik

In Studiengängen, wie in der Biologie, erlernen die Studenten schon während des Studiums durch Praktika und Diplomarbeiten Labormethoden. Bei den Medizinern werden während des Studiums Labormethoden nur rudimentär eingeübt. Es ist also normal, dass Sie keine Erfahrung mit der Laborarbeit haben.

Arbeiten Sie sich gründlich in die Methodik ein, denn dadurch reduzieren sich die Fehlerrate und der Zeitaufwand bei den späteren Versuchsreihen erheblich. Sobald Sie die Vorbereitung in Phase 1 abgeschlossen haben, können Sie mit der Einarbeitung beginnen. Erst wenn Sie sicher reproduzierbare Ergebnisse erhalten, sollten Sie mit der eigentlichen Versuchsdurchführung beginnen. Die Einarbeitung in die Labormethoden erfolgt in der Regel durch die Mitarbeiter der Arbeitsgruppe, wie medizinisch-technische Fachangestellte oder Doktoranden.

2.1.2 Die Optimierung und Anpassung von Methoden

Die Versuche werden auf Grundlage von Protokollen durchgeführt. Protokolle sind eine detaillierte Versuchsanleitung, ähnlich eines Kochrezeptes, mit einer genauen Beschreibung von Ablauf und Ingredienzien. Der erste Arbeitsschritt nach der Einarbeitung besteht darin, das Protokoll für Ihren Versuch anzupassen und zu optimieren. Legen Sie zu Beginn Ihrer Optimierung eine Vorgehensweise fest (z. B. Zyklenzahl der »polymerase chain reaction« (PCR) usw.). Lassen Sie sich vom Betreuer und den medizinisch-technischen Fachangestellten beraten, welches Vorgehen sinnvoll ist. Führen Sie dann den Versuch mit großer Sorgfalt durch. Falls Ihr Versuch nicht das gewünschte Ergebnis erbringt, müssen Sie Ihren Versuch modifizieren. Dazu ändern Sie einzelne Parameter und führen den Versuch erneut durch. Bei der Auswahl der zu ändernden Parameter sollten Sie denjenigen wählen, der am wahrscheinlichsten dafür verantwortlich ist, dass der Versuch nicht funktioniert hat. Um später noch nachvollziehen zu können, wo der Fehler lag, sollten Sie nur in Ausnahmefällen mehrere Parameter gleichzeitig ändern und die Änderungen schriftlich in Ihrem Laborbuch dokumentieren. Übrigens können auch die verwendeten Materialen dafür verantwortlich sein, dass etwas nicht funktioniert. Eventuell ist es deshalb sinnvoll, die Materialien auszutauschen. In der Regel sind mehrere Optimierungsdurchgänge erforderlich, bis Sie schlussendlich reproduzierbare Ergebnisse erhalten.

2.1.3 Versuchsdurchführung mit mehrmaligen Messreihen

Wenn die Versuche zuverlässig funktionieren, können Sie sämtliche Versuche mit Ihrer optimierten Methode durchführen. Je nach Versuchsaufbau werden mehrere Messreihen durchgeführt, um die Werte im Anschluss zu mitteln. So reduziert sich das Fehlerrisiko. Arbeiten Sie auch hier immer sorgfältig und konzentriert. Denn jeder misslungene Versuch kostet Sie nicht nur Zeit, sondern die Abteilung auch Geld.

Versuche funktionieren zum Leidwesen aller Wissenschaftler in der Regel nicht auf Anhieb. Lassen Sie sich also nicht entmutigen, wenn die Versuche erst nach mehrmaligen Anläufen das gewünschte Resultat erbringen.

> **Tipp**
>
> Die Fachbuchreihe *Der Experimentator* (Springer, Berlin Heidelberg) ist ein weit verbreitetes Nachschlagewerk für die Laborarbeit. Sie finden darin weiterführende Anleitungen, Tipps für mögliche Fehlerquellen und Vorschläge für die Optimierung.

2.2   Klinische Doktorarbeit

An dieser Stelle werden häufige und wichtige Arbeitsschritte bei klinischen Studien beschrieben. Bei allen offiziellen Studien gibt es ein Studienprotokoll, in dem der Hintergrund, die Fragestellung, die Methodik, die Parameter, Überlegungen zu Statistik und die Formalitäten der Studie aufgeführt sind. Das Studienprotokoll ist auch Grundlage für die Einreichung des Ethikantrags (falls erforderlich) und wird in der Regel vom jeweiligen Projektleiter erstellt.

2.2.1 Patientenrekrutierung

Um eine Studie überhaupt durchführen zu können, ist eine Mindestanzahl an Probanden oder Fällen, ohne die eine statistische Auswertung nicht möglich ist, erforderlich. Ausreichend Patienten zu finden, die die Einschlusskriterien für eine Studie erfüllen, kann je nach Studienprotokoll ein aufwendiger Prozess sein. Zahlreiche Studien scheitern daran, dass keine ausreichende Anzahl an Probanden rekrutiert werden kann. Eine Verlängerung der Rekrutierungsphase ist deshalb manchmal unabdingbar, erhöht aber gleichzeitig die Kosten und ist deshalb verständlicherweise nur eine Notlösung.

Geeignete Patienten können Sie im eigenen Patientenstamm finden. Die einfachste Möglichkeit besteht darin, über die (elektronischen) Krankendaten, wie z. B. die gesuchte Diagnose, die entsprechenden Patienten im eigenen Krankengut ausfindig zu machen. Die IT-Abteilung des Krankenhauses kann Sie bei der Suche unterstützen. Für eine konstruktive Zusammenarbeit ist es wichtig, dass Sie möglichst detaillierte Angaben zu den Suchkriterien machen.

Ergibt der eigene Patientenstamm zu wenige Patienten, können Sie zusätzlich:

- Niedergelassene Ärzte darum bitten, einen Kontakt zu passenden Patienten herzustellen.
- Anzeigen in der lokalen Presse schalten.
- Aushänge an Orten machen, an denen sich Ihre Probanden vermutlich aufhalten.
- Einen Aufruf im Rahmen von Kongressen machen.

Ihrer Kreativität sind hier kaum Grenzen gesetzt.

Die Kontaktaufnahme mit dem Probanden erfolgt über ein Anschreiben oder per Telefonanruf. Die Intervention (Blutentnahme, Einnahme von Arzneimitteln usw.) darf erst nach Aufklärung des Patienten und nach Unterschreiben der Einverständniserklärung erfolgen.

2.2.2 Erlernen der Methodik

Die individuelle Einarbeitung in die Methode hängt von der jeweiligen Methode und Ihren Aufgaben ab (selbstständiges Arbeiten, Arbeiten unter Aufsicht, Assistenz). Analog zur experimentellen Doktorarbeit sollten Sie sich auch bei der klinischen Doktorarbeit zunächst gründlich in die Methoden einarbeiten, bevor Sie die Studiendaten erheben. Die Einarbeitung dient dazu, untersucherabhängige Abweichungen in den Messparametern zu reduzieren. Sobald Sie konstante Messergebnisse erzielen, können Sie mit der Datenerhebung an den Studienpatienten beginnen.

2.2.3 Dokumentation der Patientendaten

Ein weiterer wichtiger Schritt ist die Dokumentation der erhobenen Patientendaten. Wenn Sie Daten z. B. während einer Patientenvisite erfassen, sollten Sie im Vorfeld eine Checkliste für die zu erhebenden Parameter und Datenerfassungsbögen erstellen. Mit einer Checkliste können Sie sofort kontrollieren, ob Sie alle Parameter erhoben haben. In Datenerfassungsbögen können Sie alle Patientendaten eintragen. Das vereinfacht die spätere Auswertung. Kontrollieren Sie, am besten bevor der Patient nach Hause geht, ob Sie wirklich alle Daten erhoben haben. Es ist sehr aufwendig, Daten im Nachgang noch zu bekommen.

Ziel der Studie ist es, möglichst valide, reproduzierbare Daten zu generieren. Die genaue Erhebung jedes einzelnen Parameters und die Dokumentation sind das A und O. Halten Sie sich im Umgang mit Probenmaterial (Blut, Gewebe) genau an die Vorgaben im Studienprotokoll und sorgen Sie für eine korrekte Abnahme der Proben, die Beschriftung der Proben, die Einhaltung von Transportzeiten und die spätere Aufbereitung und Analyse.

2.2.4 Die Befragung von Probanden

In einigen klinischen Studien werden Daten mit Hilfe von Fragebögen erhoben. Falls Sie keine standardisierten Fragebögen verwenden (z. B. Fragebögen zu Persönlichkeit und Lebensqualität), sondern den Fragebogen selbst erstellen, lohnt es sich einen Blick in ein Methodenbuch zu werfen. So vermeiden Sie Fehler bei der Konstruktion des Fragebogens. Fächer, in denen diese Methode häufig angewandt wird, sind die Sozialwissenschaften und die Psychologie. Probleme, die bei selbst erstellten Fragebögen auftreten können, sind die sogenannten »missing values«. Missing values sind fehlerhafte oder fehlende Werte in bestimmten Antwortkategorien und können dadurch entstehen, dass der Proband die Frage nicht verstanden hat oder bestimmte Antwortkategorien fehlen. Häufig fällt dieses Problem erst später bei der statistischen Auswertung auf. Doch hier ist es meist zu spät, um noch an die fehlenden Daten zu kommen. Deshalb ist es essenziell, diese Fehlermöglichkeit von vornherein zu reduzieren. Bevor Sie den Fragebogen tatsächlich bei Ihren Probanden anwenden, sollten Sie ihn einem sogenannten Pretest unterziehen. Dazu lassen Sie den Fragebogen von zwei bis fünf Personen lesen und befragen die Personen im Anschluss, an welchen Stellen die Fragen unverständlich waren oder Antwortkategorien gefehlt haben. Arbeiten Sie dann diese Anmerkungen in den Fragebogen mit ein.

Checkliste

Fragenformulierung

- Die Antworten auf die Fragen sollten die Parameter ergeben, die Sie später zur Beantwortung der Fragestellung brauchen.
- Die Frage sollte klar formuliert sein und keine Fremdwörter enthalten.
- Verwenden Sie keine Suggestivfragen.
- Formulieren Sie kurze Fragen: Eine Antwort pro Frage.

Bedenken Sie immer, dass Patienten freiwillig an Ihrer Studie teilnehmen und dafür einen Teil ihrer Zeit opfern. Behandeln Sie aus diesem Grund Ihre Patienten besonders zuvorkommend und lassen Sie sie nicht länger als nötig warten. Teilen Sie den Patienten immer mit, was als Nächstes auf Sie zukommen wird und wie Sie sich verhalten sollen, um das Studienprotokoll einzuhalten.

Kommt es zu sogenannten unerwünschten Ereignissen (Nebenwirkungen) während der Studie, ist immer individuell und zeitnah durch den verantwortlichen Arzt zu entscheiden, ob eine weitere Studienteilnahme für den Patienten noch vertretbar ist. Die Patientensicherheit steht vor allen anderen Interessen immer im Vordergrund.

Bei den retrospektiven Doktorarbeiten entfallen die Arbeitsschritte der Datensammlung, da die Daten schon im Vorfeld erhoben wurden. Hier besteht die Arbeit vor allem darin, die geeigneten Patientendaten aus den Archiven zu selektieren. Die Daten können dann entweder direkt in eine Excel-Tabelle oder zunächst in einen Datenerfassungsbogen und daraus in eine Excel-Tabelle übertragen werden.

Tipp

Bitte beachten Sie, dass sich beim Übertragen der Daten sehr leicht Fehler einschleichen können (Zahlendreher, Kommastelle falsch gesetzt usw.). Der Goldstandard besteht darin, dass die Daten von einer zweiten Person auf Richtigkeit überprüft werden sollten. Dieser Schritt wird jedoch aufgrund des hohen Aufwandes, vor allem bei inoffiziellen Studien, häufig übersprungen.

2.3   Literaturarbeit (theoretische Doktorarbeit)

Die Literaturarbeit (► Kap. 4) ist das Ergebnis einer ausgedehnten Recherche von Literatur zu einem Thema oder auch zu verschiedenen Themen.

Um sich zunächst einen Überblick über das Forschungsgebiet zu verschaffen, arbeiten Sie sich mit Hilfe von Übersichtsliteratur in das Thema ein. Im nächsten Schritt entscheiden Sie, zu welchen Unterthemen Sie Ihr Wissen vertiefen wollen. Besorgen Sie sich zu diesen Themen weitere Informationen, z. B. durch Gespräche mit Ihrem Doktorvater, aus Interviews mit Experten des Fachgebietes, auf Konferenzen oder aus entsprechender Literatur. Falls die Fragestellung zu Beginn der Doktorarbeit noch nicht feststand, so ist es jetzt an der Zeit, eine Fragestellung zu formulieren, die im Verlauf der Doktorarbeit beantwortet werden soll.

> **Tipp**
>
> Um die Fragestellung zu beantworten und zu neuen Schlüssen zu kommen, können Sie die Fragestellung immer wieder aus verschiedenen Perspektiven betrachten, neue Zusammenhänge herstellen und Analogien zwischen verschiedenen Themen und Problemen aufdecken. Kreativitätstechniken, wie Clustering, MindMaps, Concept-Maps und FreeWriting, können Ihnen dabei helfen, bestehendes Wissen zu systematisieren und neue Ideen zu entwickeln.

2.4   Weiterführende Literatur

- Hermey G, Mahlke C, Schwake M, Sommer T (2011) Der Experimentator: Neurowissenschaften. Spektrum Akademischer Verlag, Heidelberg
- Luttmann W, Bratke K, Küpper M, Myrtek D (2014) Der Experimentator: Immunologie, 4. Aufl. Springer, Berlin Heidelberg
- Mülhardt C (2013) Der Experimentator: Molekularbiologie/Genomics, 7. Aufl. Springer, Berlin Heidelberg
- Müller H-J, Röder T (2004) Der Experimentator: Microarrays. Spektrum Akademischer Verlag, Heidelberg
- Rehm H, Letzel T (2010) Der Experimentator: Proteinbiochemie/ Proteomics, 6. Aufl. Spektrum Akademischer Verlag, Heidelberg
- Schmitz S (2011) Der Experimentator: Zellkultur, 3. Aufl. Spektrum Akademischer Verlag, Heidelberg

Phase 3: Analysieren

Daniela Keller

J. Webinger et al., *Wie schreibe ich eine Doktorarbeit?*,
DOI 10.1007/978-3-642-54078-3_3, © Springer-Verlag Berlin Heidelberg 2014

3.1   Wozu brauchen Sie Statistik?

Wenn Sie Daten erheben, wenn Sie Patienten untersuchen, Parameter messen oder Ereignisse zählen, dann brauchen Sie Statistik. Mit den Methoden der Statistik fassen Sie Ihre Daten zusammen, beschreiben sie, stellen sie dar, interpretieren sie und ziehen fundierte Schlüsse daraus. Die verwendeten Methoden sind teilweise sehr einfach und sehr intuitiv. Und viele Methoden verwenden Sie – ohne es zu wissen – im täglichen Leben.

Beispiel

Betrachten Sie in ◻ Abb. 3.1 das Glas mit weißen und schwarzen Lakritz Bonbons und stellen sich vor, Sie nehmen – ohne hinzusehen – ein Bonbon heraus. Welche Farbe wird es mit größerer Wahrscheinlichkeit haben? Es wird mit größerer Wahrscheinlichkeit weiß sein, da das Glas mehr weiße als schwarze Bonbons enthält. Sie haben dazu grob das Verhältnis der beiden Farben abgeschätzt und können so auf die Wahrscheinlichkeiten schließen. Das gezogene Bonbon ist ein Repräsentant der Grundgesamtheit. Die Grundgesamtheit besteht aus allen Bonbons im Glas. Aber muss das gezogene Bonbon weiß sein? Nein. Es kann auch schwarz sein, doch dieser Fall tritt weniger wahrscheinlich ein.

Beispiel

Stellen Sie sich vor, Sie fahren jeden Tag mit dem Auto zur Klinik. Sie wissen, wie lange Sie ungefähr für diese Fahrt brauchen. Das haben Sie durch mehrmaliges Fahren und Messen der Zeit herausgefunden. Die erwartete Fahrzeit ist die durchschnittliche Fahrtdauer – der Mittelwert. Nun wissen Sie aber auch, dass die Fahrtdauer von anderen Faktoren wie der Tageszeit abhängt. Für die Fahrten morgens um 8 Uhr brauchen Sie aufgrund des Berufsverkehrs länger als für die Fahrten um 10 Uhr. Diesen Unterschied können Sie durch die Angabe von zwei Durchschnittswerten, einem für 8 Uhr und einem für 10 Uhr, beschreiben.

Bei der statistischen Analyse für Ihre Doktorarbeit werden Sie ähnlich wie in den oben genannten zwei Beispielen vorgehen: Sie werden zählen, messen und Werte berechnen, die Ihre Daten beschreiben. Dieses Vorgehen wird **deskriptive Statistik** genannt. Sie werden Ihre Daten in passenden Abbildungen anschaulich darstellen, so dass sie leicht zu erfassen und zu interpretieren sind. Mit den Verfahren der **schließenden Statistik** (statistische Tests) werden Sie schließlich Ihre wichtigsten Hypothesen auf Signifikanz überprüfen. Die Berechnungen und grafischen Darstellungen führen Sie mit Hilfe einer Statistiksoftware (z. B. SPSS) durch.

Bereits bei der Planung der Studie müssen Sie Dinge beachten, die für die spätere Analyse von Bedeutung sind. Das betrifft z. B. die Formulierung der Frage-

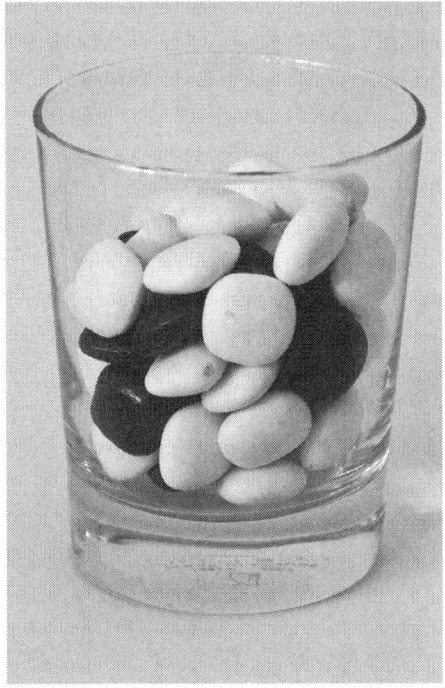

□ Abb. 3.1 Weiße und schwarze Lakritzbonbons in einem Glas

stellung, das Studiendesign oder die Fallzahl. Den Rahmen für diese Überlegungen gibt Ihnen ► Abschn. 3.2. Tipps zur sinnvollen Dateneingabe finden Sie in ► Abschn. 3.3. Die eigentliche Datenanalyse beschreibt ► Abschn. 3.4. Hier erfahren Sie, wann welche Methode zum Einsatz kommt, wie Sie die Methode anwenden und wie Sie die Ergebnisse interpretieren müssen und in Ihrer Arbeit darstellen. Der letzte Abschnitt gibt Tipps und Hilfestellung bei häufig auftretenden Fragen zur Dateneingabe, zur Datenanalyse, zu Grafiken und allgemein zum Umgang mit SPSS.

3.2 Statistik bei der Studienplanung

Bei der Planung der Studie sollten Sie vier wichtige Aspekte beachten, die Auswirkungen auf die spätere Analyse und die Qualität und Aussagekraft Ihrer Ergebnisse haben werden. Diese wichtigen Punkte sind die Formulierung der Fragestellung, die Definition der Zielgruppe, die Auswahl des Studiendesigns sowie die Berechnung der Fallzahl.

3.2.1 Definieren Sie die Fragestellung und Ihre Zielgruppe

Bevor Sie entscheiden, welche Daten Sie erheben, müssen Sie die Fragestellung Ihrer Doktorarbeit klar definieren. Auf welche Frage soll Ihre Studie eine Antwort geben?

Danach überlegen Sie sich, welche Daten Sie brauchen, um diese Frage beantworten zu können. Die Fragestellung muss dazu messbar gemacht werden. Daraus ergibt sich, welche **Messwerte** Sie zu welchen Zeitpunkten erheben müssen. Das sind Ihre später zu analysierenden **Variablen**. Genauso ergibt sich aus einer präzise formulierten Fragestellung an welcher **Zielgruppe** die Daten erhoben werden. Die Zielgruppe spezifizieren Sie dabei möglichst genau und legen geeignete **Ein- und Ausschlusskriterien** fest.

Beispiel
Ein- und Ausschlusskriterien
In einer Studie wurde der Einfluss von Fischmahlzeiten auf den Cholesterinspiegel an Menschen mit koronarer Herzerkrankung (KHK) untersucht (Daviglus et al 1997). Das Einschlusskriterium für die Studienteilnahme war eine nachgewiesene KHK bei den Probanden. Ausschlusskriterien waren Diabetes und Lebererkrankungen.

Die **Beobachtungseinheit** war in diesem Beispiel, wie in klinischen Studien typisch, der Patient. Abhängig von der Fragestellung kann in Ihrer Studie auch eine andere Beobachtungseinheit vorliegen, wie beispielsweise eine Zelle, ein Organ, ein Zahn oder ein Teilkollektiv, wie z. B. die Bevölkerung einer Region. An jeder Beobachtungseinheit werden die einzelnen Daten erhoben.

3.2.2 Welcher Studientyp passt zu Ihrer Arbeit?

Die Wahl des Studientyps ist von vielen Faktoren wie der Fragestellung, dem Zeitrahmen, dem Budget und dem Ziel der Studie abhängig. Im Folgenden erläutere ich wichtige Begriffe und stelle häufige Studientypen vor.

Deskriptiv, explorativ oder konfirmatorisch

Eine Studie kann deskriptiv, explorativ oder konfirmatorisch sein. Rein deskriptiv bedeutet, dass die Stichprobe (z. B. die Patienten) anhand der erhobenen Variablen beschrieben wird. Eine explorative Analyse versucht zusätzlich Zusammenhänge zwischen den Variablen zu entdecken und dadurch neue Hypothesen zu formulieren. Konfirmatorische Studien untersuchen zuvor festgelegte Hypothesen mit statistischen Tests.

Retrospektiv oder prospektiv

Eine weitere Unterscheidung im Studientyp gibt der Zeitpunkt der Datenerhebung vor. Retrospektive Studien analysieren Datenmaterial, das bei Planung der Studie bereits vorliegt, z. B. in Form von Datenbanken, Befunden oder Krankenakten. Bei prospektiven Studien dagegen werden die Messwerte erst nach der Planung der Studie erhoben. Prospektive Studien liefern verlässlichere Ergebnisse, da das Datenmaterial genau den Anforderungen der Fragestellung entspricht. Dafür sind sie kostenaufwendig und zeitintensiv. Retrospektive Studien lassen sich kostengünstiger und schneller realisieren. Allerdings sind sie anfällig für Fehler (Wie gut kann sich der Patient erinnern? Wie genau wurden damals die Messwerte erhoben?) und weisen häufig unvollständige Datensätze auf.

Querschnitt oder Längsschnitt

Die Querschnittstudie untersucht eine oder mehrere Gruppen zu einem Zeitpunkt. In der Längsschnittstudie werden die Gruppen über mehrere Zeitpunkte beobachtet und der Verlauf analysiert.

Randomisierung

In einer randomisierten Studie werden die Patienten per Zufall in die verschiedenen Studiengruppen eingeteilt. Dadurch wird verhindert, dass sich die Gruppen in wichtigen Merkmalen unterscheiden.

Kontrollierte Studie

In einer placebokontrollierten Studie erhält die Kontrollgruppe ein Placebo. Der Einsatz des Placebos stellt sicher, dass der beobachtete Effekt nicht nur auf der Placebowirkung beruht. Dieses Vorgehen ist vor allem bei einer verblindeten Studie sinnvoll.

Verblindung

Bei einer doppelblinden Studie wissen weder die Studienteilnehmer noch der behandelnde Arzt, in welcher Studiengruppe sich der Teilnehmer befindet und ob er den Wirkstoff oder das Placebo verabreicht bekommt.

Spezielle Studientypen

Fallkontrollstudie Retrospektive Beobachtungsstudie. In einer Fallkontrollstudie werden zwei Gruppen retrospektiv verglichen. In der Fallgruppe werden Patienten mit einer bestimmten Krankheit (z. B. Diabetes) eingeteilt. Der Kontrollgruppe werden Personen ohne diese Krankheit zugewiesen. Ziel ist es, die Faktoren für die Ausprägung der Krankheit herauszufinden. Diese Faktoren werden für beide Gruppen verglichen. Zum Beispiel wurde mit einer Fallkontrollstudie Vitamin D Mangel als Risikofaktor für Diabetes untersucht (Gorham et al 2012).

Damit die Ergebnisse verlässlich sind, soll die Kontrollgruppe aus der gleichen Grundgesamtheit wie die Fallgruppe stammen, sich also in Basiskriterien, wie Alter, Geschlecht, kulturellem Hintergrund usw., nicht unterscheiden. Wenn die Kontrollgruppe zufällig ausgewählt wird, kann dies bei der Analyse der Daten durch Beschreibung (deskriptive Statistik) der beiden Gruppen anhand dieser Kriterien bestätigt werden. Um die Übereinstimmung schon in der Studienplanung sicher zu stellen, ist es auch möglich, die Kontrollgruppe per **Matching** auszuwählen. Dafür wird jedem Patienten aus der Fallgruppe ein Kontrollpatient zugeordnet, der die gleichen Ausprägungen in den gewünschten Merkmalen, wie Alter, Geschlecht usw., aufweist.

Kohortenstudie Prospektive oder retrospektive Beobachtungsstudie. Eine oder mehrere Kohorten werden über die Zeit beobachtet. Die Kohorten sind Personengruppen, die meist nach einem biographischen Ereignis gebildet werden, z. B. Jahrgang oder Schulklasse. Die Kohorte kann zusätzlich nach einem Faktor gruppiert sein, dessen Einfluss in der Studie untersucht werden soll, z. B. geimpfte und nicht geimpfte Kinder.

Interventionsstudie Prospektive Studie, die verschiedene Behandlungen miteinander vergleicht. Der Goldstandard klinischer Studien sind prospektive randomisierte doppelblinde placebokontrollierte Interventionsstudien (European Medicines Agency 1997). Der Aufbau der Studie wird vorher mit einem Studienprotokoll festgelegt (Ein-, Ausschlusskriterien, Gruppen, Fallzahlplanung, geplante Analysen usw.). Ein Beispiel einer Interventionsstudie ist die Untersuchung des Einflusses eines Cholesterinsenkers auf die körperliche Fitness (Mikus et al 2013).

Crossover Design Hier handelt es sich um ein spezielles Studiendesign einer Interventionsstudie, bestehend aus zwei Studienarmen. Die Besonderheit besteht darin, dass die Patienten nach der Hälfte der Studie in den anderen Studienarm wechseln, sodass sie erst die Kontrollbehandlung und dann die Studienbehandlung oder umgekehrt erhalten. Dadurch lässt sich die benötigte Anzahl der Studienteilnehmer verringern. Beispielsweise wurde bei Studenten der Einfluss von Schlafmangel auf Appetit und Gewichtszunahme untersucht (Markwald et al 2013). Bei der Hälfte der Probanden (Studienarm 1) wurde im ersten Teil der Studie die Schlafzeit verkürzt. Im zweiten Teil der Studie wurde die Schlafzeit der anderen Hälfte der Probanden (Studienarm 2) verkürzt.

Diagnosestudie Retrospektiv oder prospektiv wird ein neues Diagnoseverfahren im Vergleich zu einem etablierten Verfahren untersucht, z. B. Computertomographie zur klinischen Klassifizierung von Tumoren (Kim et al 2013).

3.2.3 Fallzahlplanung: Wie viele Fälle benötigen Sie?

Damit Sie die bestmöglichen Ergebnisse aus Ihren Daten herausholen, müssen Sie bei der Planung der Untersuchung abschätzen, wie groß Ihre Stichprobe (z. B. Ihre Patientenanzahl) sein muss. Eine zu kleine Stichprobe kann zur Folge haben, dass Sie die gewünschten Ergebnisse zwar deskriptiv beschreiben können, aber aufgrund der geringen Fallzahl nicht mit statistischen Tests als signifikant belegen können. Eine zu große Stichprobe bereitet unnötig viel Arbeit und Kosten und ist nicht zuletzt bei prospektiven Interventionsstudien ethisch nicht vertretbar.

Sie können die benötigte Fallzahl für Ihre Studie abschätzen, wenn Sie ein paar Annahmen bezüglich der erwarteten Ergebnisse aus Ihren Analysen treffen. Dazu betrachten Sie das wichtigste Ergebnis (»primary endpoint«). Für dieses Ergebnis überlegen Sie sich die Werte, die Sie erwarten. Das können je nach Studiendesign und Art der Variablen unterschiedliche Maßzahlen sein. Stellen Sie sich vor, Sie möchten einen Unterschied im Blutspiegel eines Medikaments bei zwei Gruppen feststellen. Für die Fallzahlplanung benötigen Sie dann die erwarteten Mittelwerte und Standardabweichungen in den beiden Gruppen. Diese Zahlen entnehmen Sie aus früheren Studien oder aus der Literatur. Oder Sie verwenden die Werte, die für Sie klinisch relevant sind.

Zusätzlich zu diesen erwarteten Maßzahlen legen Sie das Signifikanzniveau (üblicherweise $\alpha = 0{,}05$) und die Teststärke (üblicherweise Power $= 0{,}8$) fest. Ausgehend von diesen Zahlen lässt sich die Fallzahl in den Gruppen abschätzen. Dazu stehen Ihnen unterschiedliche Softwareprogramme zur Verfügung. Ein kostenloses Programm, das die Fallzahlberechnung für verschiedene Studiendesigns und Analysemethoden unterstützt, ist G*power 3 (Heinrich-Heine-Universität Düsseldorf 2013).

Weiterführende Informationen zur Fallzahlplanung finden Sie in Kapitel 10 von Schumacher und Schulgen-Kristiansen (2007).

3.3 Die richtige Struktur für die Dateneingabe

Sie wissen nun wie Ihre Studie aufgebaut ist. Spätestens wenn die ersten Messungen vorliegen, sollten Sie sich Gedanken über die Dateneingabe machen. Dieser Abschnitt leitet Sie Schritt für Schritt bei der Dateneingabe an, sodass Sie ohne Umwege zu einer strukturierten Datentabelle kommen, die sich perfekt für die Analyse mit einer Statistiksoftware eignet. Die Dateneingabe können Sie in einem beliebigen Tabellenkalkulationsprogramm, wie Excel oder OpenOffice, vornehmen.

3.3.1 Legen Sie die Variablen fest

Um eine sinnvolle Matrix für die Dateneingabe zu erstellen, ist es wichtig, dass Sie jetzt Ihre zu erhebenden Variablen definieren. Dabei gehen Sie in folgenden drei Schritten vor:
1. Listen Sie alle Variablen auf, die Sie erheben wollen.
2. Legen Sie fest, ob die Variablen mehrfach gemessen werden (Messwiederholungen zu verschiedenen Zeitpunkten).
3. Legen Sie den Datentyp der Variablen (metrisch, nominal oder ordinal) nach folgenden Definitionen fest:

Metrische Variablen werden auf einer gleichabständigen Skala gemessen, z. B. die Körpergröße oder die Temperatur. Sie werden auch intervallskaliert oder verhältnisskaliert genannt.

Nominale Variablen werden in Kategorien gemessen, z. B. das Geschlecht (männlich, weiblich) oder die Augenfarbe (blau, grün, braun).

Ordinale Variablen werden wie nominale Variablen in Kategorien gemessen und haben zusätzlich eine natürliche Rangfolge, z. B. das Krankheitsstadium mit aufsteigenden Werten von 1 bis 5 oder Schulnoten (1–6).

3.3.2 Bereiten Sie die Dateien vor

Sobald Sie die Variablen und den Datentyp festgelegt haben, legen Sie in einem Tabellenkalkulationsprogramm drei Dateien an:
- Datei 1 für die Dateneingabe (z. B. Datenmatrix.xls)
- Datei 2 für die Zuordnung von Fallnummern zu Patientendaten (z. B. Patienten.xls)
- Datei 3 für Kodierungsschlüssel, Einheiten und allgemeine Notizen (z. B. Kodierung.xls)

Eingabehinweise zu Datei 1 (Datenmatrix.xls)

In dieser Datei werden alle Daten, die analysiert werden sollen, gespeichert. Benutzen Sie dazu nur das erste Datenblatt. Eventuelle Gruppierungen, z. B. in »Behandlung« und »Kontrolle«, werden mit einer entsprechenden Variablen als Spalte eingeführt.

Fallnummer	Gruppe	Geschlecht	Alter	diast_prä	diast_post1	diast_post2	Nebenw_Kopfschmerz	Nebenw_Übelkeit	Nebenw_Erbrechen
1	1	1	64	70	80	70	0	0	0
2	1	1	53	80	72	70	0	0	0
3	2	2	67	74	70	60	0	1	0
4	2	1	42	70	80	70	0	1	0
5	2	1	41	85	80	70	0	1	0
6	2	2	49	62	62	80	1	1	1
7	1	1	50	64	84	80	0	1	0
8	1	2	52	80	80	58	0	1	0
9	1	1	51	80	80	82	0	0	0
10	1	1	48	50	78	70	1	1	0
11	2	1	42	70	70	80	1	0	0
12	1	1	61	90	65	80	1	0	0
13	2	1	61	60	70	62	0	1	0
14	1	2	57	86	60	84	0	1	1

◘ **Abb. 3.2** Beispiel der Datenmatrix (Datei 1)

Jeder Fall/Patient bekommt eine Zeile und jede Variable wird in eine Spalte eingetragen (◘ Abb. 3.2) Diese Datei sollte anonym sein. Deshalb wird in der ersten Spalte die **Fallnummer** eingefügt. Diese kann beliebig vergeben werden und kann aus Zahlen und Buchstaben bestehen. Sie muss aber eindeutig sein. Sensible Patientendaten, wie Name, Vorname und Geburtsdatum, werden in diese Datei nicht eingetragen.

In Zeile 1 tragen Sie knappe und eindeutige Variablennamen ein. Die Variablennamen sollten keine Leerzeichen und keine Sonderzeichen enthalten und mit einem Buchstaben beginnen. Nach dem ersten Buchstaben des Variablennamens dürfen Sie dann auch Zahlen verwenden.

Mehrfachmessungen bekommen eigene Variablenspalten, z. B. »diast_prä«, »diast_post1«, »diast_post2«. Mehrfachnennungen bekommen auch eigene Variablenspalten. Das ist z. B. dann der Fall, wenn Nebenwirkungen abgefragt werden. Da hier Mehrfachnennungen möglich sind, genügt es nicht, eine Variable namens »Nebenwirkungen« einzuführen. Stattdessen muss für jede mögliche Nennung eine eigene Variable erstellt werden, z. B. »Nebenw_Kopfschmerz«, »Nebenw_Übelkeit«, »Nebenw_Erbrechen«.

Eingabehinweise zu Datei 2 (Patienten.xls)

Datei 2 enthält die Zuordnung der Fallnummer zu den sensiblen Patientendaten, die Sie in Datei 1 vergeben haben. Auch hier hat jeder Fall/Patient eine Zeile. Als

Fallnummer	Vorname	Name	Geburtsdatum
1	Eva	Müller	1.1.1949
2	Maria	Mustermann	10.12.1958
3	Rudi	Schmidt	3.4.1946
4	Anna	Schmitt	4.3.1971
5	Lena	Meier	24.8.1972

◘ **Abb. 3.3** Beispiel der Patientendaten (Datei 2)

A	B	C	D
1 Variablenname	Beschriftung	Kodierung	Einheit
2 Fallnummer			
3 Gruppe		1=Placebo, 2=Medikament	
4 Geschlecht		1=weiblich, 2=männlich	
5 Alter			Jahre
6 diast_prä	Diastolischer Blutdruck Prä		mmHg
7 diast_post1	Diastolischer Blutdruck Post 1		mmHg
8 diast_post2	Diastolischer Blutdruck Post 2		mmHg
9 Nebenw_Kopfschmerz	Nebenwirkung Kopfschmerz	0=nein, 1=ja	
10 Nebenw_Übelkeit	Nebenwirkung Übelkeit	0=nein, 1=ja	
11 Nebenw_Erbrechen	Nebenwirkung Erbrechen	0=nein, 1=ja	

◘ **Abb. 3.4** Beispiel der Kodierungsmatrix (Datei 3)

Variablen (Spalten) haben Sie z. B. »Fallnummer«, »Vorname«, »Nachname« und »Geburtsdatum« (◘ Abb. 3.3).

Eingabehinweise zu Datei 3 (Kodierung.xls)

Datei 3 enthält die Kodierungsschlüssel sowie weitere Informationen zu den einzelnen Variablen (◘ Abb. 3.4). Sie enthält für jede Variable eine Zeile.

In der ersten Spalte stehen die Variablennamen, die Sie in Datei 1 vergeben haben. In der zweiten Spalte steht die Kodierung, falls es sich um nominale oder ordinale Variablen handelt, die kodiert werden (Beispiel Geschlecht: 1 = männlich, 2 = weiblich). In der dritten Spalte ist Platz für die Einheit, z. B. »ng/ml«. In der vierten Spalte speichern Sie bei Bedarf ausführlichere Informationen zur Variablen, z. B. den kompletten Fragentext in einem Fragebogen.

3.3.3 Geben Sie die Daten ein

Geben Sie nun die Daten ein. Beachten Sie dabei, dass die Zellen nur Zahlen enthalten dürfen. Verwenden Sie keine Wörter, Abkürzungen oder Buchstaben. Nominale und ordinale Variablen werden numerisch kodiert eingegeben. Der Kodierungsschlüssel wird in der Datei Kodierung.xls gespeichert. Bei fehlenden Werten lassen Sie die Zelle leer. Achten Sie außerdem auf Konsistenz bei der Verwendung des Dezimaltrennzeichens.

Checkliste
Dateneingabe
- Sie kennen den Datentyp aller Ihrer Variablen.
- Sie wissen, welche Daten mehrfach gemessen werden.
- Sie haben drei Dateien (Datenmatrix, Patientendaten und Kodierung).
- Die Datenmatrix ist anonym.
- In der Datenmatrix hat jeder Fall eine Zeile und jede Variable eine Spalte.
- Die Datenmatrix enthält außer den Variablennamen und Fallnummern nur Zahlen.
- Die Variablennamen sind eindeutig.
- Die Kodierungsschlüssel sind vollständig und eindeutig.

3.4   Datenanalyse – nun geht es los!

Im Folgenden erfahren Sie, wie Sie Ihre Daten Schritt für Schritt in SPSS analysieren. Die hier genannten Methoden sind die grundlegendsten statistischen Verfahren, die in fast allen medizinischen Doktorarbeiten Anwendung finden. Hinweise zur Literatur für weiterführende statistische Verfahren finden Sie am Ende dieses Kapitels. Die Umsetzung wird anhand der Statistiksoftware SPSS-Version 22 erklärt. Die hier beschriebenen Menüfolgen und Begriffe können in älteren SPSS-Versionen oder anderen Statistikprogrammen leicht von den hier beschriebenen abweichen. Die Auswertung können Sie analog mit jeder gängigen Statistiksoftware durchführen.

3.4.1   Erste Schritte mit SPSS

Öffnen der Daten

Zunächst laden Sie Ihre Datenmatrix (z. B. Datenmatrix.xls) mit SPSS. Dazu öffnen Sie SPSS und gehen im Menü auf

DATEI → ÖFFNEN → DATEN

Öffnen Sie Ihre Datei Datenmatrix.xls. Sie sehen in SPSS nun die DATENANSICHT und die VARIABLENANSICHT. Wechseln können Sie zwischen diesen beiden Ansichten durch Klicken auf den entsprechenden Reiter links unten. Die Datenansicht entspricht der Darstellung Ihrer Daten in der Datenmatrix. Hier hat jeder Fall eine Zeile und jede Variable eine Spalte. In der Variablenansicht hat jede Variable eine Zeile. Sie enthält außerdem weitere Informationen und Einstellungsmöglichkeiten für die Variablen.

Anpassungen

Damit SPSS Ihre Daten richtig bearbeitet und darstellt, sind eventuell einige Änderungen in den Einstellungen der Variablen nötig:

Der Datentyp wird von SPSS automatisch erkannt. Kontrollieren Sie ihn für alle Variablen in der VARIABLENANSICHT (Spalte MASS) und ändern Sie ihn bei Bedarf. Genauso können Sie die Anzahl der angezeigten Dezimalstellen ändern (Spalte DEZIMALSTELLEN). In die Spalte BESCHRIFTUNG tragen Sie Ihre gewünschten Variablennamen ein. Diese verwendet SPSS dann für Abbildungen und Tabellen in der Ausgabe. In der Spalte WERTE fügen Sie bei nominalen und ordinalen Variablen Ihre Kodierungen ein, die Sie zuvor bei der Dateneingabe in der Datei Kodierung.xls abgespeichert haben. Nun sind Ihre Daten fertig eingestellt und Sie können mit der Analyse beginnen.

3.4.2 Deskriptive Statistik: Sie beschreiben Ihre Daten

Deskriptive Statistik allgemein

Die statistische Datenanalyse besteht aus zwei Bausteinen (◼ Abb. 3.5). Zuerst wird die deskriptive Statistik durchgeführt, zu der auch die Erstellung von Abbildungen zählt. Anschließend wird die schließende Statistik basierend auf den Ergebnissen aus der deskriptiven Statistik gerechnet.

Die deskriptive Statistik hat zum Ziel die Daten zu beschreiben. Sie zählen hierzu Häufigkeiten und beschreiben Lage, Streuung und Verteilung der Daten. Mittels dieser Maßzahlen und geeigneter Abbildungen erkennen Sie bereits mögliche Unterschiede und Zusammenhänge in den Daten, die Sie anschließend mittels schließender Statistik bestätigen können.

Gleichzeitig dient die deskriptive Statistik dem Datencheck. Unregelmäßigkeiten, wie unrealistische Werte, Ausreißer, Messfehler oder zu viele fehlende Werte, fallen ins Auge und können behoben werden. Wie Sie Ihre Daten deskriptiv untersuchen, hängt vom Variablentyp ab.

Deskriptive Statistik für verschiedene Variablentypen

Für nominale und ordinale Variablen berechnen Sie Häufigkeiten. Für metrische (und eventuell ordinale) Variablen berechnen Sie Maße für die Lage und Streuung. Zudem untersuchen Sie die Verteilung der metrischen Variablen.

Metrische Variablen: Berechnung von Lage- und Streumaßen sowie Untersuchung der Verteilung.

Nominale und ordinale Variablen: Berechnung von Häufigkeiten.

Diese Berechnungen führen Sie zunächst für die komplette Variable durch. Anschließend gruppieren Sie Ihre Daten und führen die Berechnungen für die einzelnen Gruppen getrennt durch. Die Gruppierung hängt von der Art Ihrer

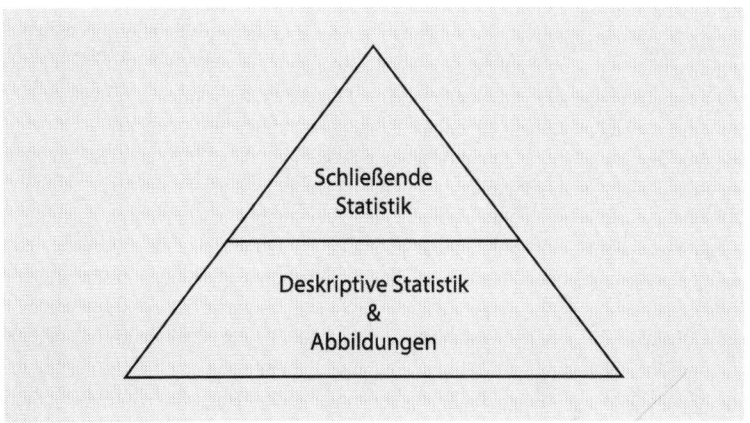

▢ Abb. 3.5 Bausteine der statistischen Datenanalyse

Anzahl der Symptome

		Häufigkeit	Prozent	Gültige Prozent	Kumulative Prozente
Gültig	0	75	1.1	1.1	1.1
	1	149	2.2	2.2	3.3
	2	483	7.1	7.1	10.4
	3	607	8.9	8.9	19.3
	4	5486	80.7	80.7	100.0
	Gesamtsumme	6800	100.0	100.0	

▢ Abb. 3.6 Häufigkeitstabelle der Variablen *Anzahl der Symptome* (Ausprägungen 0 bis 4)

Fragestellung ab. Sie kann z. B. nach Behandlungsgruppen geschehen (Test und Kontrolle; Medikament und Placebo; Dosierungen 1, 2 und 3) oder nach Geschlecht, nach Altersgruppen usw. Hier können Sie alle Gruppierungen untersuchen, die für Ihre Fragestellung von Interesse sind. Diese gruppierte deskriptive Analyse gibt Ihnen einen ersten Überblick über Ihre Daten, über mögliche Zusammenhänge und Unterschiede.

Häufigkeitstabellen und Kreuztabellen

Für die Untersuchung einer nominalen oder ordinalen Variable berechnen Sie die Häufigkeiten in den einzelnen Kategorien mittels Häufigkeitstabellen:

ANALYSIEREN → DESKRIPTIVE STATISTIKEN → HÄUFIGKEITEN

Kreuztabelle Behandlung*Anzahl der Symptome

Anzahl

		Anzahl der Symptome					
		0	1	2	3	4	Gesamtsumme
Behandlung	Placebo	36	69	243	292	2763	3403
	Behandlung	39	80	240	315	2723	3397
Gesamtsumme		75	149	483	607	5486	6800

◘ **Abb. 3.7** Kreuztabelle der Variablen *Behandlung* (Ausprägungen *Placebo* und *Behandlung*) und der Variablen *Anzahl der Symptome* (Ausprägungen 0 bis 4)

In dem sich öffnenden Fenster wählen Sie die Variable aus, die Sie untersuchen möchten und klicken auf OK.

Als Ergebnis erhalten Sie eine Tabelle, in der sowohl die absoluten Häufigkeiten als auch die Prozentwerte, die gültigen Prozente (ohne fehlende Werte berechnet) und die kumulierten Prozente zu sehen sind (◘ Abb. 3.6).

Eine gruppierte Analyse einer nominalen oder ordinalen Variablen entspricht der gemeinsamen Analyse von zwei nominalen oder ordinalen Variablen. Hierzu berechnen Sie Kreuztabellen:

ANALYSIEREN → DESKRIPTIVE STATISTIKEN → HÄUFIGKEITEN → KREUZTABELLEN

Hier wählen Sie die eine Variable in das Feld ZEILEN (N), die andere in das Feld SPALTEN und bestätigen mit OK. Die Kreuztabelle enthält nun die Kategorien der einen Variablen als Spalten, die der anderen Variablen als Zeilen. Die Zellen beinhalten die Häufigkeiten der jeweiligen Kategorienkombination (◘ Abb. 3.7).

Mittelwert, Median, Standardabweichung und Interquartilsabstand

Für metrische Variablen berechnen Sie Maße für die Lage und Streuung der Daten. Die wichtigsten Lagemaße sind der Mittelwert und der Median, wobei der Median robust auf Ausreißer reagiert. Das bedeutet, er hat auch dann Aussagekraft, wenn Ausreißer vorliegen.

Der Mittelwert berechnet sich als Summe der Beobachtungen geteilt durch die Anzahl der Beobachtungen. Der Median ist bei ungerader Anzahl an Fällen die mittlere Beobachtung. Bei gerader Anzahl wird er als Mittelwert aus den beiden mittleren Beobachtungen berechnet.

Beispiel

Mittelwert und Median

Es wird bei fünf Patienten das Alter in Jahren erhoben: 54, 62, 53, 47, 75. Der Mittelwert ist 58,2. Der Median ist 54.

Die wichtigsten Maße für die Streuung sind die Standardabweichung und der Interquartilsabstand. Je größer diese Werte, umso weiter streuen die Daten. Auch hier ist der Interquartilsabstand im Gegensatz zur Standardabweichung robust gegen Ausreißer und vor allem bei schiefen Verteilungen vorzuziehen. Er berechnet sich als Differenz aus dem 75 %-Quantil und dem 25 %-Quantil.

q %-Quantil: Das q %-Quantil ist diejenige Beobachtung, die größer ist als q % der Daten und kleiner ist als 100 – q % der Daten.

Beispiel
Unter dem 75 %-Quantil liegen 75 % der Daten. Das 75 %-Quantil ist die Beobachtung, die größer als drei Viertel und kleiner als ein Viertel aller Beobachtungen ist. Unter dem 25 %-Quantil liegen 25 % der Daten. Das heißt, dass das 25 %- und das 75 %-Quantil die mittleren 50 % der Daten einschließen.
Der Median (die mittlere Beobachtung) ist das 50 %-Quantil.

Konfidenzintervall für den Mittelwert

Ein weiteres wichtiges Hilfsmittel der deskriptiven Statistik ist das **95 %-Konfidenzintervall** für den Mittelwert. Es wird als Unter- und Obergrenze angegeben. Würde man noch ein weiteres Mal diese Variable messen, so läge der gemessene Wert mit einer Wahrscheinlichkeit von 95 % zwischen diesen Grenzen. Das Konfidenzintervall kann also als Bereich angesehen werden, in dem mit einer gewissen Sicherheit der wahre Wert liegt. In SPSS erhalten Sie diese und weitere deskriptive Werte, wenn Sie die explorative Datenanalyse für die zu untersuchende Variable aufrufen:

ANALYSIEREN → DESKRIPTIVE STATISTIKEN → EXPLORATIVE DATENANALYSE

Die zu untersuchende Variable bringen Sie in das Feld ABHÄNGIGE VARIABLEN. Wenn Sie die Daten gruppiert analysieren möchten, bringen Sie zusätzlich eine Gruppierungsvariable in das Feld FAKTORENLISTE.

Normalverteilungsdiagramme

Für die spätere Auswahl der richtigen Testverfahren ist es wichtig, die Verteilung der Daten zu kennen. Deshalb untersuchen Sie nun, ob Ihre Variablen (eventuell gruppiert) normalverteilt sind. Die Verteilung wird in Normalverteilungsdiagrammen überprüft. In SPSS erzeugen Sie diese im Menü der EXPLORATIVEN DATENANALYSE (▶ Abschn. 3.4.2 *Konfidenzintervall für den Mittelwert*). Hier klicken Sie auf die Schaltfläche DIAGRAMME und aktivieren die Auswahl NORMALVERTEILUNGSDIAGRAMME MIT TESTS.

Liegen die Punkte im Normalverteilungsdiagramm nahe an der Geraden, so sind die Daten näherungsweise normalverteilt (◘ Abb. 3.8).

Im Beispiel aus ◘ Abb. 3.8 wurde zweimal die gleiche Variable analysiert. Für die Teilabbildung **b** wurden die Werte logtransformiert und somit näherungsweise

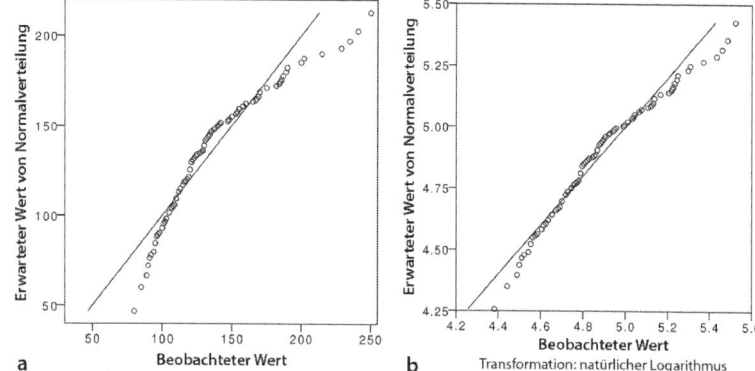

Abb. 3.8a,b Normalverteilungsdiagramme. In Teilabbildung **a** weichen die Punkte zu stark von der Geraden ab. Die Daten sind nicht normalverteilt. In Teilabbildung **b** liegen sie besser an der Geraden. Hier kann man näherungsweise eine Normalverteilung annehmen

eine Normalverteilung erreicht. In diesem Fall rechnet man für die statistische Analyse mit den normalverteilten logtransformierten Werten weiter.

Statt der Verwendung von Normalverteilungsdiagrammen für die Einschätzung der Verteilung, können auch **Tests auf Normalverteilung** durchgeführt werden, z. B. Shapiro-Wilk Test und Kolmogorov-Smirnoff Test. Signifikante p-Werte ($p < 0{,}05$) weisen auf nicht normalverteilte Daten hin. Diese Tests sind allerdings konservativ, lehnen also die Normalverteilung zu oft ab. Deshalb ist immer auch eine graphische Einschätzung der Verteilung mit Normalverteilungsdiagrammen zu empfehlen.

3.4.3   Abbildungen: So stellen Sie Ihre Daten grafisch dar

Je nach Datentyp Ihrer Variablen erstellen Sie nun Grafiken, die Ihnen zusammen mit den deskriptiven Werten eine gute Einschätzung Ihrer Daten liefern und Hinweise auf Unterschiede und Zusammenhänge geben. Auch hier hängt die Wahl der Methode wieder vom Variablentyp ab (**◨** Tab. 3.1).

Balkendiagramme

Als Visualisierung für nominale und ordinale Variablen eignen sich Balkendiagramme, die die Häufigkeiten als Balken darstellen (**◨** Abb. 3.9). Wenn Sie zwei nominale oder ordinale Variablen gemeinsam untersuchen, verwenden Sie **gruppierte Balkendiagramme**, die die Werte aus der Kreuztabelle visualisieren (**◨** Abb. 3.10).

Tab. 3.1 Abbildungen für verschiedene Variablentypen	
Balkendiagramm	Eine nominale oder ordinale Variable
Gruppiertes Balkendiagramm	Zwei nominale oder ordinale Variablen
Boxplot	Eine metrische Variable
Multiple Boxplots	Eine metrische Variable gruppiert
Streudiagramm	Zwei metrische Variablen

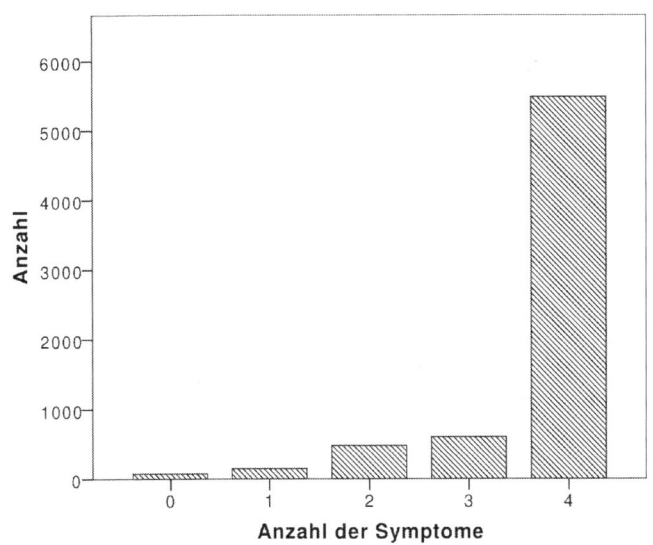

Abb. 3.9 Einfaches Balkendiagramm der Variable *Anzahl der Symptome*. Die Höhe der Balken (y-Achse) gibt die Anzahl der Beobachtungen an.

Sie erhalten das Menü zur Erstellung der Balkendiagramme in SPSS über:

Grafik → Diagrammerstellung

In der Galerie wählen Sie Balken und ziehen das einfache oder gruppierte Balkendiagramm in die Diagrammvorschau. Danach wählen Sie auf der linken Seite die Variablen und ziehen sie in die entsprechenden Boxen (X-Achse und

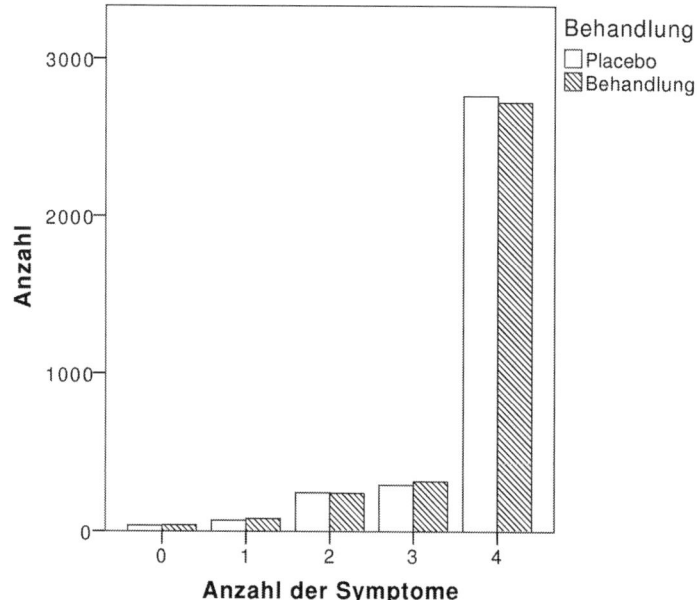

Abb. 3.10 Gruppiertes Balkendiagramm der Variable *Anzahl der Symptome* gruppiert nach der Behandlung. Die Höhe der Balken (y-Achse) gibt die Anzahl der Beobachtungen in der jeweiligen Behandlungsgruppe an.

CLUSTERVARIABLE) der DIAGRAMMVORSCHAU. Wenn Sie auf OK klicken, wird die Grafik erstellt.

Boxplot

Als Visualisierung für metrische Variablen eignet sich am besten der Boxplot (■ Abb. 3.11). Er gibt einen Überblick über die Lage und Streuung der Daten und markiert potenzielle Ausreißer. Die mittlere Linie ist der Median. In der Box sind die mittleren 50 % der Beobachtungen eingeschlossen. Die Whisker (vertikale Linien nach oben und unten) enden an einer Beobachtung und sind maximal 1,5-mal so lang wie die Box.

Wollen Sie mehrere Gruppen oder einen Zeitverlauf darstellen, so wählen Sie **multiple Boxplots** (■ Abb. 3.12). Anhand eines solchen Bildes kann ein Unterschied oder Trend erkannt werden.

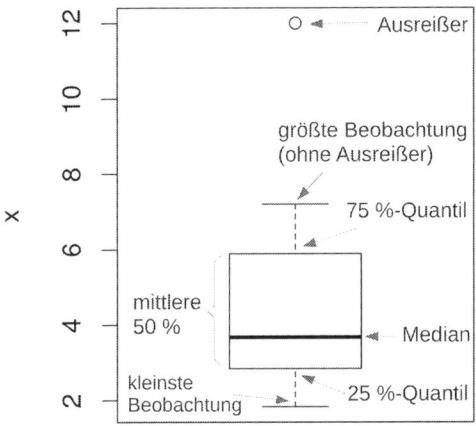

Abb. 3.11 Beschreibung des Boxplots

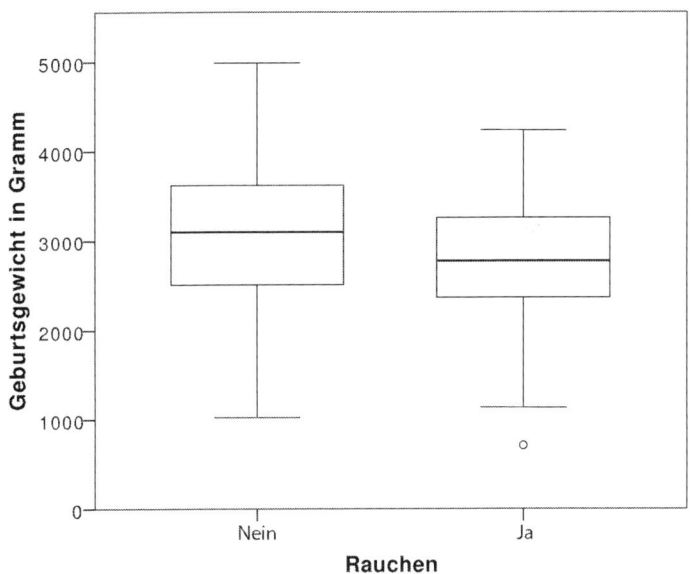

Abb. 3.12 Multiple Boxplots. Das Gewicht von Neugeborenen wird für rauchende und nicht rauchende Mütter dargestellt

Sie erhalten das Menü zur Erstellung der Boxplots in SPSS wieder über:
DIAGRAMME → DIAGRAMMERSTELLUNG
In der GALERIE wählen Sie BOXPLOT und ziehen die gewünschte Art des Boxplots (einfach oder mehrfach) in die DIAGRAMMVORSCHAU. Danach wählen Sie
die Variablen und ziehen sie in die entsprechenden Boxen (X-ACHSE für Gruppierung, Y-ACHSE für die untersuchte Variable) der DIAGRAMMVORSCHAU.

Streudiagramm

Sind Sie am Zusammenhang von zwei metrischen Variablen interessiert, so stellen
Sie diesen mit einem Streudiagramm dar. Hier ist die eine Variable auf der x-
Achse und die andere Variable auf der y-Achse angetragen. Die Daten werden als
Punkte im Diagramm dargestellt (◘ Abb. 3.13).
Sie erhalten das Menü zur Erstellung des Streudiagramms in SPSS wieder über:
DIAGRAMME → DIAGRAMMERSTELLUNG
In der GALERIE wählen Sie STREU-/PUNKTDIAGRAMM und ziehen das einfache
Streudiagramm in die DIAGRAMMVORSCHAU. Danach wählen Sie die Variablen
und ziehen sie in die entsprechenden Boxen der x- und y-Achse.

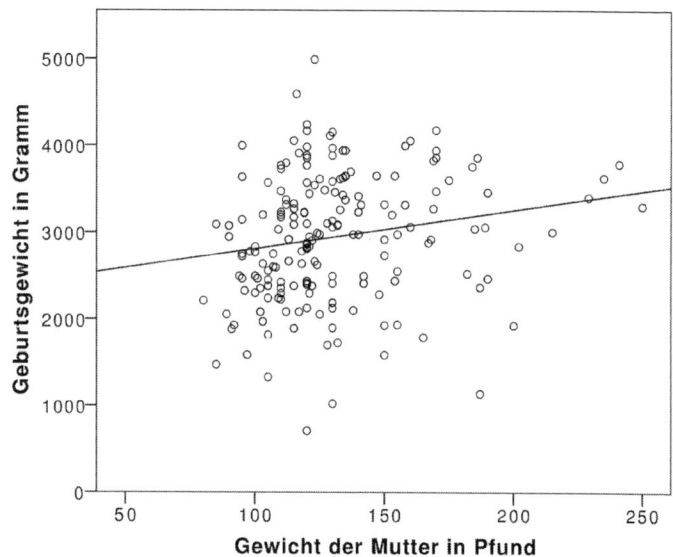

◘ **Abb. 3.13** Streudiagramm zur Visualisierung des Zusammenhangs zwischen dem
Gewicht der Mutter und dem Geburtsgewicht des Kindes

3.4.4 Schließende Statistik

Jetzt kennen Sie Ihre Daten, deren Verteilung, Lage und Streuung und haben eine Idee von den möglichen Zusammenhängen und Unterschieden. Abhängig von der Art Ihrer Daten und Ihren Fragestellungen entscheiden Sie sich nun für die passenden Tests, um die Zusammenhänge und Unterschiede, die Sie mittels deskriptiver Analysen und Abbildungen beschrieben haben, nun noch als statistisch signifikant zu belegen.

Im Folgenden erläutere ich die Grundidee des statistischen Testens und erkläre die wichtigsten Begriffe. Anschließend beschreibe ich die wichtigsten Tests und ihre Anwendung.

Die Idee des statistischen Testens

Die Ergebnisse aus der deskriptiven Statistik sollen mit Tests daraufhin beurteilt werden, ob die beobachteten Zusammenhänge und Unterschiede statistisch signifikant sind oder nicht. Dazu werden im ersten Schritt die Nullhypothese und die Alternativhypothese aufgestellt.

- **Nullhypothese H0**: Formulieren Sie die Aussage, die Sie für Ihre Fragestellung ablehnen wollen.
- **Alternativhypothese H1**: Gegenteil der Nullhypothese. Sie wird angenommen, wenn der Test die Nullhypothese ablehnt.

Beispiel
Hypothesen beim statistischen Test
Sie wollen zeigen, dass sich der neue Wirkstoff B vom alten Wirkstoff A in seiner Wirksamkeit unterscheidet. Dann formulieren Sie die Hypothesen so:
- **Nullhypothese H0**: Wirkstoff A und Wirkstoff B wirken gleich gut.
- **Alternativhypothese H1**: Wirkstoff A und Wirkstoff B wirken nicht gleich gut.

Aus Ihren Daten berechnet der Test eine Teststatistik und einen p-Wert. Basierend auf dem p-Wert entscheiden Sie, ob Sie die Nullhypothese ablehnen oder nicht. Ist der p-Wert klein genug, so lehnen Sie die Nullhypothese ab und nehmen damit die Alternativhypothese an. Im obigen Beispiel heißt das, dass sich die beiden Wirkstoffe signifikant unterscheiden. Ist der p-Wert nicht klein genug, so kann die Nullhypothese nicht abgelehnt werden. Das heißt im obigen Beispiel, dass kein signifikanter Unterschied zwischen den beiden Wirkstoffen nachgewiesen werden kann.

Um den p-Wert besser zu verstehen, betrachten wir im Folgenden die Fehler, die ein statistischer Test machen kann. Der statistische Test kann zwei Arten von Fehlern machen, den α-Fehler (**Fehler erster Art**) und den β-Fehler (**Fehler zweiter Art**) (◘ Abb. 3.14).

	H_0 ist falsch	H_0 ist richtig
Test lehnt H_0 ab	richtige Entscheidung	Fehler erster Art (α)
Test lehnt H_0 nicht ab	Fehler zweiter Art (β)	richtige Entscheidung

◨ **Abb. 3.14** Fehler beim Testen

Der α-Fehler bezeichnet die Wahrscheinlichkeit für die fälschliche Ablehnung der Nullhypothese. Im oben genannten Beispiel wäre das der Fall, wenn sich in Wahrheit die Wirkstoffe A und B nicht unterscheiden, der Test aber aussagt, dass es einen Unterschied gibt.

Dieser Fehler erster Art ist der p-Wert des Tests. Er wird mit dem Signifikanzniveau kontrolliert. Das Signifikanzniveau ist also der Fehler, den Sie sich beim Testen erlauben. Üblicherweise wird es auf 0,05 oder 0,01 gesetzt. Das heißt, wenn der p-Wert das zuvor festgelegte Signifikanzniveau nicht überschreitet (wenn er klein genug ist), wird die Nullhypothese abgelehnt und somit die Alternativhypothese angenommen. In SPSS wird der p-Wert meistens in einer Spalte namens *Sig.* ausgegeben.

Der β-Fehler ist die Wahrscheinlichkeit für die fälschliche Annahme der Nullhypothese. Im Beispiel oben wäre das der Fall, wenn in Wahrheit die Wirkstoffe verschieden wirken, der Test aber keinen Unterschied sieht. Die Differenz $1-\beta$ wird als Teststärke oder Power bezeichnet. Sie ist ein Maß dafür, wie gut der Test darin ist, einen Unterschied/Zusammenhang aufzudecken. Werte ab 0,8 gelten als gut. Die Teststärke ist nicht Teil der SPSS-Ausgabe, kann aber mit Fallzahlplanungstools, wie dem kostenlosen G*power 3 berechnet werden (Heinrich-Heine-Universität Düsseldorf 2013).

Tests auf Lageunterschiede

Im Folgenden beschreibe ich die wichtigsten Tests auf Lageunterschiede zwischen Gruppen oder Messwiederholungen. Ich nenne die Voraussetzungen für die einzelnen Methoden, erkläre die Umsetzung mit SPSS und gebe Hinweise zur Interpretation der Ergebnisse.

Tests auf Lageunterschiede (◨ Tab. 3.2) werden dann durchgeführt, wenn Unterschiede eines Merkmals zwischen verschiedenen Gruppen oder wenn Unterschiede eines Merkmals über die Zeit untersucht werden sollen. Zur Auswahl des Tests ist es entscheidend:

- wie viele Gruppen verglichen werden
- ob die Daten normalverteilt sind (jede Gruppe für sich)
- ob die Gruppen unverbunden oder verbunden sind

◻ Tab. 3.2 Übersicht über die Tests auf Lageunterschiede

t-Test	Zwei unverbundene normalverteilte Gruppen mit gleichen Varianzen
Welch-Test	Zwei unverbundene normalverteilte Gruppen mit unterschiedlichen Varianzen
Mann-Whitney-U-Test	Zwei unverbundene Gruppen, nicht zwingend normalverteilt
Gepaarter t-Test	Zwei verbundene normalverteilte Stichproben
Wilcoxon-Test	Zwei verbundene Stichproben, nicht zwingend normalverteilt
ANOVA	Drei oder mehr unverbundene normalverteilte Gruppen mit gleichen Varianzen
Kruskal-Wallis-Test	Drei oder mehr unverbundene Gruppen, nicht zwingend normalverteilt und keine gleichen Varianzen notwendig
ANOVA mit Messwiederholungen	Drei oder mehr verbundene normalverteilte Stichproben mit Sphärizität
ANOVA mit Messwiederholungen mit Greenhouse-Geisser-Korrektur	Drei oder mehr verbundene normalverteilte Stichproben ohne Sphärizität
Friedman-Test	Drei oder mehr verbundene Stichproben, nicht zwingend normalverteilt

Unverbundene Stichproben (Gruppen) sind z. B. Messwerte gruppiert nach Geschlecht. In jeder Gruppe sind hier verschiedene Fälle/Patienten.

Verbundene Stichproben sind z. B. Messwiederholungen. Hier sind in jeder Stichprobe die gleichen Patienten/Fälle.

Für den Vergleich von zwei unverbundenen Gruppen steht bei normalverteilten Daten der t-Test zur Verfügung. Dieser setzt gleiche Varianzen der Gruppen voraus. Ob die Gruppen gleiche Varianzen haben, untersucht wiederum der Levene-Test. Sind die Varianzen nicht gleich, wird zum Vergleich von zwei unverbundenen normalverteilten Gruppen der Welch-Test verwendet.

Einsatzgebiet des t-Tests
- Vergleich zweier unverbundener Gruppen
- Normalverteilung der Daten
- gleiche Varianzen

Einsatzgebiet des Welch-Tests
- Vergleich zweier unverbundener Gruppen
- Normalverteilung der Daten
- gleiche Varianzen nicht notwendig

Beide Ergebnisse (t-Test und Welch-Test) sowie den Test auf Varianzengleichheit (Levene-Test) finden Sie bei SPSS in der Ausgabe für den t-Test (◘ Abb. 3.15). Durchgeführt werden diese Analysen über:

ANALYSIEREN → MITTELWERTE VERGLEICHEN → T-TEST BEI UNABHÄNGIGEN STICHPROBEN

Über die Gleichheit der Varianzen entscheidet der Levene-Test (◘ Abb. 3.15a: *Levene-Test der Varianzgleichheit*). Lehnt der Levene-Test die Gleichheit der Varianzen ab (Sig. < 0,05), so verwenden Sie die zweite Zeile der Ausgabe zum t-Test (*Varianzgleichheit nicht angenommen*), die dem Welch-Test entspricht. Lehnt der Levene-Test die Gleichheit der Varianzen nicht ab (Sig. ≥ 0,05), so wird die erste Zeile des Outputs verwendet (*Varianzgleichheit angenommen*), die dem klassischen t-Test entspricht. Den p-Wert lesen Sie in der Spalte *Sig. (2-seitig)* ab. Anhand dieses Wertes wird die Nullhypothese »Kein Lageunterschied zwischen den beiden Gruppen« abgelehnt (p-Wert < 0,05) oder nicht (p-Wert ≥ 0,05).

Im Beispiel aus ◘ Abb. 3.15 enthält Teilabbildung a das Ergebnis des Levene-Tests auf Gleichheit der Varianzen. In diesem Fall ist der p-Wert des Levene-Tests größer als 0,05 (0,221). Somit kann die Gleichheit der Varianzen angenommen werden. In Teilabbildung b wird deshalb die erste Zeile (*Varianzgleichheit angenommen*) betrachtet, die dem t-Test entspricht. Hier zeigt der p-Wert mit 0,009 einen signifikanten Wert. Es gibt also einen signifikanten Unterschied zwischen den beiden Gruppen.

Sollen zwei unverbundene Gruppen verglichen werden, von denen die Variable in einer oder in beiden Gruppen nicht normalverteilt ist, so wird der Mann-Whitney-U-Test verwendet.

Einsatzgebiet des Mann-Whitney-U-Tests
- Vergleich zweier unverbundener Gruppen
- Normalverteilung der Daten nicht notwendig
- gleiche Varianzen nicht notwendig

Test bei unabhängigen Stichproben

		Levene-Test der Varianzgleichheit		T-Test für die…
		F	Sig.	t
Geburtsgewicht in Gramm	Varianzgleichheit angenommen	1.508	.221	2.634
	Varianzgleichheit nicht angenommen			2.709

a

Test bei unabhängigen Stichproben

		T-Test für die Mittelwertgleichheit		
		df	Sig. (2-seitig)	Mittelwertdifferenz
Geburtsgewicht in Gramm	Varianzgleichheit angenommen	187	.009	281.713
	Varianzgleichheit nicht angenommen	170.001	.007	281.713

b

Test bei unabhängigen Stichproben

		T-Test für die Mittelwertgleichheit		
		Standardfehlerdifferenz	95% Konfidenzintervall der Differenz	
			Unterer	Oberer
Geburtsgewicht in Gramm	Varianzgleichheit angenommen	106.969	70.693	492.734
	Varianzgleichheit nicht angenommen	103.974	76.467	486.960

c

◘ **Abb. 3.15a–c** Ausgabe des t-Tests in SPSS

Er wird aufgerufen über:

ANALYSIEREN → NICHTPARAMETRISCHE TESTS → ALTE DIALOGFELDER → ZWEI UNABHÄNGIGE STICHPROBEN

Im Output des Mann-Whitney-U-Tests liest man anhand des p-Wertes (*Asymp. Sig. (2-seitig)*) ab, ob der Test die Nullhypothese »Kein Lageunterschied zwischen den beiden Gruppen« ablehnt (p-Wert < 0,05) oder nicht (p-Wert ≥ 0,05).

Für den Vergleich von zwei verbundenen Stichproben mit Normalverteilung verwendet man den gepaarten t-Test über:

ANALYSIEREN → MITTELWERTE VERGLEICHEN → T-TEST BEI VERBUNDENEN STICHPROBEN

Varianzengleichheit wie beim t-Test wird hier nicht vorausgesetzt. Das Ergebnis ist genauso wie oben mittels des p-Wertes (*Sig. (2-seitig)*) zu interpretieren.

■ **Einsatzgebiet des gepaarten t-Tests**
▬ Vergleich zweier verbundener Stichproben
▬ Normalverteilung der Daten

3

Bei zwei verbundenen Stichproben, bei denen in einer oder beiden Stichproben keine Normalverteilung vorliegt, kommt der Wilcoxon-Test zum Einsatz:

Analysieren → Nichtparametrische Tests → Alte Dialogfelder → Zwei verbundene Stichproben

Auch bei diesem Test wird das Ergebnis wie oben mithilfe des p-Wertes *(Asymp. Sig. (2-seitig))* interpretiert.

- **Einsatzgebiet des Wilcoxon-Tests**
- Vergleich zweier verbundener Stichproben
- Normalverteilung der Daten nicht notwendig

Will man mehr als zwei Gruppen vergleichen, so kommen varianzanalytische Methoden zum Einsatz. Für unverbundene normalverteilte Stichproben mit gleichen Varianzen verwendet man die ANOVA (ANalysis Of VAriance):

Analysieren → Mittelwerte vergleichen → Einfaktorielle Varianzanalyse

Um zusätzlich zur ANOVA die Varianzengleichheit zu überprüfen, klicken Sie im geöffneten Fenster auf Optionen und setzen dort einen Haken bei Test auf Homogenität der Varianzen.

- **Einsatzgebiet der ANOVA**
- Vergleich von drei oder mehr unverbundenen Gruppen
- Normalverteilung der Daten
- gleiche Varianzen

In Teilabbildung **a** aus ▪ Abb. 3.16 (*Varianzhomogenitätstest*) wird die Gleichheit (Homogenität) der Varianzen untersucht. Der Levene-Test sagt in diesem Fall, dass die Varianzen nicht gleich sind (p-Wert $<0,05$). Das heißt, für diese Daten sollte der Kruskal-Wallis-Test verwendet werden (siehe nächster Abschnitt). In Teilabbildung **b** ist beispielhaft die Ausgabe der ANOVA gezeigt. Mit einem p-Wert (Spalte *Sig.*) kleiner als 0,001 (SPSS gibt 0,000 an) gäbe es einen signifikanten Unterschied zwischen den Gruppen.

Bei ungleichen Varianzen und/oder Nicht-Normalverteilung wird der Kruskal-Wallis-Test eingesetzt:

Analysieren → Nichtparametrische Tests → Alte Dialogfelder → K unabhängige Stichproben

- **Einsatzgebiet des Kruskal-Wallis-Tests**
- Vergleich von drei oder mehr unverbundenen Stichproben
- Normalverteilung der Daten nicht notwendig
- gleiche Varianzen nicht notwendig

Varianzhomogenitätstest

Variable

	Levene-Statistik	df1	df2	Sig.
a	4.203	5	239	.001

ANOVA

Variable

	Quadratsumme	df	Mittel der Quadrate	F	Sig.
Zwischen Gruppen	8280.518	5	1656.104	36.507	.000
Innerhalb der Gruppen	10841.988	239	45.364		
b Gesamtsumme	19122.506	244			

◻ **Abb. 3.16a,b** Ausgabe der ANOVA

Der Ausgabetabelle des Kruskal-Wallis-Tests ist wieder wie gewohnt der p-Wert (*Asymp. Sig.*) zu entnehmen.

Werden mehr als zwei abhängige normalverteilte Stichproben untersucht, kommt die ANOVA mit Messwiederholungen zum Einsatz:

ANALYSIEREN → ALLGEMEINES LINEARES MODELL → MESSWIEDERHOLUNGEN

Hier wird zunächst der Faktor (die Messwiederholungen) definiert und die Stufen (Anzahl der Messwiederholungen) angegeben. Ist der Faktor definiert, öffnet sich das gewohnte Fenster, in dem die zu untersuchenden Variablen in das Feld INNERSUBJEKTVARIABLEN ausgewählt werden. Alle anderen Einstellungen bleiben wie voreingestellt.

Für die ANOVA mit Messwiederholungen muss zusätzlich Sphärizität erfüllt sein (siehe dazu der Output des Mauchly-Tests in ◻ Abb. 3.17). Sphärizität bedeutet, dass die Varianzen der Differenzen zwischen allen paarweisen Messwiederholungen gleich sind. Ist der Mauchly-Test signifikant (p-Wert < 0,05), so gibt es keine Sphärizität und im Output der ANOVA (siehe ◻ Abb. 3.18) wird die zweite Zeile (*Greenhouse-Geisser-Korrektur*) verwendet. Ist der Mauchly-Test nicht signifikant (p-Wert ≥ 0,05), kann Sphärizität angenommen werden und die erste Zeile des ANOVA-Outputs (*Angenommene Sphärizität*) wird betrachtet.

- **Einsatzgebiet der ANOVA mit Messwiederholungen**
- Vergleich von drei oder mehr verbundenen Stichproben
- Normalverteilung der Daten
- Sphärizität

Mauchly-Test auf Sphärizität[a]

Maß: MEASURE_1

Innersubjekteffekt	Mauchly-W	Näherungswei se Chi-Quadrat	df	Sig.	Epsilon[b] Greenhouse-Geisser
Faktor1	.314	14.731	5	.012	.627

❏ Abb. 3.17 Ergebnis des Mauchly-Tests

- **Einsatzgebiet der Greenhouse-Geisser-Korrektur für die ANOVA mit Messwiederholungen**
- Vergleich von drei oder mehr verbundenen Stichproben
- Normalverteilung der Daten
- keine Sphärizität

Im Beispiel in ❏ Abb. 3.17 lehnt der Mauchly-Test die Sphärizität mit einem p-Wert von 0,012 ab und in ❏ Abb. 3.18 muss das Ergebnis aus der zweiten Zeile (*Greenhouse-Geisser-Korrektur*) abgelesen werden.

Ist bei mehr als zwei verbundenen Stichproben mindestens eine der Stichproben nicht normalverteilt, so wird der Friedman-Test verwendet:

ANALYSIEREN → NICHTPARAMETRISCHE TESTS → ALTE DIALOGFELDER → K VERBUNDENE STICHPROBEN

- **Einsatzgebiet des Friedman-Tests**
- Vergleich von drei oder mehr verbundenen Stichproben
- Normalverteilung der Daten nicht notwendig
- Sphärizität nicht notwendig

Der Ausgabetabelle des Friedman-Tests ist wie gewohnt der p-Wert (*Asymp. Sig.*) zu entnehmen.

Post-Hoc-Tests, multiples Testen und Fehlerkorrektur

Wird beim Vergleich von mehr als zwei Stichproben der p-Wert signifikant, so gibt es insgesamt einen signifikanten Unterschied zwischen den Stichproben. Es ist aber keine Aussage darüber möglich, wo dieser Unterschied liegt. Um herauszufinden, zwischen welchen Stichproben der Unterschied liegt, müssen anschließend Post-Hoc-Tests durchgeführt werden.

Post-Hoc-Tests sind Paarvergleiche. Als Methoden kommen die oben kennen gelernten Tests beim Vergleich von zwei Stichproben zum Einsatz, wieder entsprechend den Voraussetzungen (verbunden/unverbunden, normalverteilt ja/nein,

Tests der Innersubjekteffekte

Maß: MEASURE_1

Quelle		Typ III Quadratsumme	df	Quadratischer Mittelwert	F
Faktor1	Angenommene Sphärizität	2058.333	3	686.111	15.035
	Greenhouse-Geisser	2058.333	1.882	1093.959	15.035
	Huynh-Feldt (HF)	2058.333	2.164	951.213	15.035
	Untergrenze	2058.333	1.000	2058.333	15.035
Fehler (Faktor1)	Angenommene Sphärizität	1916.667	42	45.635	
	Greenhouse-Geisser	1916.667	26.342	72.762	
	Huynh-Feldt (HF)	1916.667	30.295	63.268	
	Untergrenze	1916.667	14.000	136.905	

a

Tests der Innersubjekteffekte

Maß: MEASURE_1

Quelle		Sig.
Faktor1	Angenommene Sphärizität	.000
	Greenhouse-Geisser	.000
	Huynh-Feldt (HF)	.000
	Untergrenze	.002
Fehler (Faktor1)	Angenommene Sphärizität	
	Greenhouse-Geisser	
	Huynh-Feldt (HF)	
	Untergrenze	

b

◻ **Abb. 3.18a,b** Ergebnis der ANOVA mit Messwiederholungen

gleiche Varianzen ja/nein). Beim Einsatz von Post-Hoc-Tests handelt es sich um multiples Testen. Das heißt, auf den gleichen Daten werden mehrere Tests durchgeführt, die die gleiche Nullhypothese untersuchen.

Beispiel

Multiples Testen

Es soll untersucht werden, ob die Dosis einen Einfluss auf den Blutspiegel hat. Wenn es drei verschiedene Dosierungen gibt, könnte man drei Paarvergleichstests machen (Dosierung 1 und 2, Dosierung 1 und 3 und Dosierung 2 und 3), um die Gleichheit des Blutspiegels bei jeweils verschiedener Dosierung zu untersuchen. Das wären drei Tests zur gleichen Nullhypothese auf der Basis der gleichen Daten.

Multiples Testen führt zu einer Akkumulation des α-Fehlers. Deshalb muss das Signifikanzniveau angepasst werden. Die einzelnen p-Werte müssen dann niedriger sein als bisher, um als signifikant gelten zu können. Diese Methode hält insgesamt das Signifikanzniveau auf dem gewünschten Wert von z. B. 0,05 (globales Signifikanzniveau).

Eine einfache und nicht zu konservative Korrektur des Signifikanzniveaus ist die nach Bonferroni-Holm. Hier werden die p-Werte aller betreffenden Tests gesammelt und aufsteigend sortiert: $p_1 < p_2 < \ldots < p_k$. Anschließend bekommt jeder p-Wert p_i ein eigenes Signifikanzniveau $\alpha_i = \alpha / (k - i + 1)$. Begonnen wird mit dem kleinsten p-Wert p_1. Dieser bekommt das Signifikanzniveau $\alpha 1 = \alpha / (k - 1 + 1) = \alpha$ / k. α ist hier das globale Signifikanzniveau, das insgesamt gehalten werden soll, z. B. 0,05. k ist die Anzahl der durchgeführten Tests.

Ist p_1 kleiner als α_1, also signifikant, gehen Sie zum nächstgrößeren p-Wert p_2. Dieser bekommt das Signifikanzniveau $\alpha_2 = \alpha / (k - 2 + 1) = \alpha / (k - 1)$ usw. Sobald ein p-Wert nicht mehr signifikant ist, wird die Prozedur abgebrochen und alle größeren p-Werte als nicht signifikant erklärt (Bortz 2005).

Untersuchung des Zusammenhangs von zwei Variablen

Die Methoden für die Untersuchung des Zusammenhangs zwischen zwei Variablen hängen wieder vom Variablentyp und der Verteilung ab (◻ Tab. 3.3).

Für normalverteilte Variablen und besonders dann, wenn ein linearer Zusammenhang existiert, wird die Pearson-Korrelation verwendet.

- **Einsatzgebiet der Pearson-Korrelation**
- Zusammenhang zweier metrischer Variablen
- beide Variablen normalverteilt
- Zusammenhang linear

Für nicht normalverteilte Variablen oder wenn auch ein nicht linearer Zusammenhang beschrieben werden soll, wird die Spearman-Korrelation herangezogen.

- **Einsatzgebiet der Spearman-Korrelation**
- Zusammenhang zweier metrischer Variablen
- Normalverteilung nicht notwendig
- Zusammenhang nicht zwingend linear

Beide Korrelationen erreicht man in SPSS über:

ANALYSIEREN → KORRELATION → BIVARIAT

Die Korrelation rechnet einen Korrelationskoeffizienten und einen p-Wert (*Sig. (2-seitig)*) aus. Der Korrelationskoeffizient liegt zwischen −1 und 1. Ein Wert nahe −1 spricht für eine starke negative Korrelation, ein Wert nahe 1 spricht für eine starke positive Korrelation. Werte nahe Null zeigen keine Korrelation zwischen den Variablen.

□ Tab. 3.3 Übersicht über die Tests auf Zusammenhänge

Pearson-Korrelation	Zwei metrische normalverteilte Variablen
Spearman-Korrelation	Zwei metrische Variablen, nicht zwingend normal-verteilt
Chi-Quadrat-Test	Zwei nominale oder ordinale Variablen mit mehr als zwei Ausprägungen in mindestens einer Variablen
Fishers Exakter Test	Zwei nominale oder ordinale Variablen mit zwei Ausprägungen in beiden Variablen

Der p-Wert gibt zusätzlich an, ob sich die Korrelation signifikant von Null unterscheidet. Wie auch beim Testen auf Unterschiede spricht ein p-Wert unterhalb des Signifikanzniveaus für einen signifikanten Zusammenhang.

Beispiel
Sie berechnen einen Korrelationskoeffizienten von −0,8 und einen p-Wert von 0,02. Dann besteht eine signifikante negative Korrelation.
Ist der Korrelationskoeffizient 0,3 und der p-Wert 0,07, so besteht eine schwache positive Korrelation, die nicht als signifikant nachgewiesen werden kann.

Werden zwei nominale oder ordinale Variablen auf einen Zusammenhang untersucht, entspricht das der **Analyse von Kreuztabellen**.

Haben beide Variablen nur zwei Ausprägungen (2x2-Kreuztabelle), so ist Fishers Exakter Test das Mittel der Wahl.

■ **Einsatzgebiet des Fishers Exakten Tests**
- Zusammenhang zweier nominaler/ordinaler Variablen
- beide Variablen haben nur zwei Ausprägungen

Haben eine oder beide Variablen mehr als zwei Ausprägungen, so verwenden Sie den Chi-Quadrat-Test.

■ **Einsatzgebiet des Chi-Quadrat-Tests**
- Zusammenhang zweier nominaler/ordinaler Variablen
- mindestens eine Variable hat mehr als zwei Ausprägungen

Beide Tests sind über:
ANALYSIEREN → DESKRIPTIVE STATISTIKEN → KREUZTABELLEN
zu erreichen. Über STATISTIKEN können Sie die entsprechenden Tests auswäh-

len. Fishers Exakter Test wird für 2x2-Tabellen automatisch berechnet, wenn Sie den Chi-Quadrat-Test auswählen.

Die Tests liefern jeweils einen p-Wert (*Asymp. Sig. (zweiseitig)* bzw. *Exakte Sig. (zweiseitig)*). Ist dieser unterhalb des Signifikanzniveaus, so gibt es einen signifikanten Zusammenhang zwischen den beiden Variablen.

3.4.5 Wie werden die Ergebnisse in der Arbeit dargestellt?

Für die Darstellung Ihrer Ergebnisse im Text Ihrer Arbeit gibt es in den meisten Fällen keine festen Vorschriften. Wenn Ihre Universität und Ihr Betreuer keine genauen Angaben dazu machen, können Sie sich an den gängigen Regeln orientieren, die ich im Folgenden vorstelle.

Die Ausgabe von SPSS in Tabellenform enthält meistens zu viele oder überflüssige Ergebnisse und ist zudem noch oft unübersichtlich oder unlogisch angeordnet. Grundsätzlich gilt: Kopieren und verwenden Sie nie direkt die SPSS-Ausgabe!

Stellen Sie sich Ihre Tabellen für die Doktorarbeit immer selbst zusammen, indem Sie die für Sie wichtigen Ergebnisse aus den SPSS-Tabellen kopieren.

Für die Darstellung der Ergebnisse in Tabellen und im Text gibt es detaillierte und weit akzeptierte Darstellungsformen, die in den sogenannten APA Styles beschrieben werden (American Psychological Association 2009). Eine weitere gute Informationsquelle für die Darstellung von statistischen Ergebnissen, speziell in medizinischen Publikationen, ist das Buch von Peacock und Kerry (2007).

Für die in den letzten Abschnitten beschriebenen statistischen Methoden fasse ich die wichtigsten Regeln hier zusammen:

◻ Tab. 3.4 zeigt die wichtigsten Abkürzungen im Überblick.

◻ **Tab. 3.4** Abkürzungen	
p	p-Wert
N	Stichprobengröße
n	Größe einer Teilstichprobe
M	Mittelwert
SD	Standardabweichung
CI	Konfidenzintervall
IQR	Interquartilsabstand
df	Freiheitsgrade

Nachkommastellen werden bei Anteilen auf zwei Stellen nach führenden Nullen gerundet, z. B. 5/57 = 0,087719 = 0,088. Bei Maßzahlen wie Mittelwert oder Standardabweichung verwenden Sie eine Stelle mehr als die Originaldaten hatten.

p-Werte geben Sie so oft wie möglich als tatsächliche Werte an und vermeiden Sie Abkürzungen wie p < 0,05. Gerundet werden p-Werte auf zwei Stellen nach führenden Nullen, falls das Statistikprogramm so viele Stellen ausgibt. Wenn das Statistikprogramm p = 0,000 angibt, schreiben Sie p < 0,001. Wenn es p = 1,000 angibt, schreiben Sie p > 0,999.

Maßzahlen lassen sich im Text gut in Klammern einfügen:

Beispiel

- Mit einem mittleren Alter von 20,2 Jahren (SD = 2,4) war die Stichprobe sehr jung.
- Die junge Stichprobe (M = 20,2; SD = 2,4) …
- Der Großteil (78 %) der Stichprobe war weiblich.
- Der Median (IQR) der Herzfrequenz lag bei 72 bpm (12).

Testergebnisse werden meist mit Teststatistik und p-Wert, teilweise auch mit Freiheitsgraden und Fallzahl angegeben. Alle diese Werte entnehmen Sie der Ausgabetabelle von SPSS. Die Teststatistik wird mit einem einzelnen Buchstaben abgekürzt, der auch in der jeweiligen Ausgabe von SPSS zu finden ist. t steht für den t-Test, U für den Mann-Whitney-U-Test und den Wilcoxon-Test, F für die ANOVA, X^2 (sprich Chi-Quadrat) für den Kruskal-Wallis-Test, den Friedman-Test und den Chi-Quadrat-Test. Die Testergebnisse von Fishers Exaktem Test werden allein mit dem p-Wert angegeben. Die Freiheitsgrade stehen gekennzeichnet als df (degrees of freedom) in den Ausgabetabellen. Auf den p-Wert sehen Sie wie gewohnt in der Zeile oder Spalte, die mit Sig. benannt ist.

In ◘ Tab. 3.5 finden Sie zur Veranschaulichung zu jedem Test ein Beispiel, wie das Ergebnis im Text dargestellt werden kann.

Im Idealfall werden die Ergebnisse aus der deskriptiven Statistik und die aus den Tests in der Beschreibung im Text kombiniert. Dadurch wird dem Leser gleichzeitig die Richtung des Unterschieds/Zusammenhangs und dessen Signifikanz gezeigt.

Beispiel

Die Ergebnisse zeigen in die erwartete Richtung. Die Gruppe der älteren Menschen zeigt niedrigere Werte (Median = 14) als die der jüngeren (Median = 21). Dieser Unterschied ist signifikant (U = −2,67; p = 0,008).

◘ **Tab. 3.5** Ergebnisdarstellung verschiedener Tests

Test	Beispiel
t-Test Mit Wert der Teststatistik 5,43; mit 54 Freiheitsgraden und p = 0,00002	Es gab einen signifikanten Einfluss des Bildungsstands (t(45) = 5,43; p < 0,001) mit höheren Werten bei höherer Bildung.
Mann-Whitney-U-Test Mit Teststatistik U = –2,69 und p = 0,007	Der Unterschied im BMI von Fällen und Kontrollgruppe zeigte sich als signifikant (U = –2,69; p = 0,007).
Wilcoxon-Test Mit Teststatistik U = –2,67 und p = 0,008	Die Sehleistung erwies sich nach der OP als signifikant höher (U = –2,67; p = 0,008).
ANOVA Mit Teststatistik 4,39; 357 Freiheitsgraden und p = 0,039	Die einfaktorielle Varianzanalyse zeigte einen signifikanten Einfluss (F (1,357) = 4,39; p = 0,039).
Kruskal-Wallis-Test Mit Teststatistik X2 = 110,22; 5 Freiheitsgraden, insgesamt 245 Beobachtungen und p < 0,001	Zwischen den Gruppen konnte ein signifikanter Unterschied nachgewiesen werden (X^2 (5, N = 245) = 110,22; p < 0,001).
Friedman-Test Mit Teststatistik X2 = 29,09; 3 Freiheitsgraden, 15 Beobachtungen und p < 0,001	Der Blutdruck sank über die vier Zeitpunkte hinweg signifikant (X^2 (3, N = 15) = 29,09, p < 0,001).
Chi-Quadrat-Test Mit Teststatistik 0,89; einem Freiheits- grad, 90 Beobachtungen und einem p-Wert von 0,34	Es konnte kein signifikanter Zusammen- hang zwischen Geschlecht und Bildungs- grad nachgewiesen werden (X^2 (1, N = 90) = 0,89; p = 0,34).
Fishers Exakter Test Test mit p = 0,092	Der vermutete Zusammenhang zwischen Geschlecht und Erkrankung erwies sich als nicht signifikant (p = 0,092).
Pearson- oder Spearman-Korrelation Mit Korrelationskoeffizient 0,81, p = 0,010 und 57 Beobachtungen (ergibt N–2 = 55 Freiheitsgrade)	Die beiden Variablen zeigten eine starke positive Korrelation (r (55) = 0,81; p = 0,010).

Tipp

Verwenden Sie bei der Ergebnisdarstellung immer dann Tabellen, wenn Sie bei der Beschreibung im Text mehr Zahlen als Wörter verwenden würden. Die Ergebnisse in Zahlen sollen entweder im Text oder in den Tabellen zu finden sein. Große und weniger wichtige Tabellen können Sie auch im Anhang anfügen.

3.4.6 Hinweise zu weiterführenden Methoden

Falls Sie für Ihre Fragestellung Bedarf an weiterführenden Methoden zur statistischen Analyse haben, finden Sie in der folgenden Auflistung einen Überblick über die Möglichkeiten mit Hinweisen zu passender Literatur.

Reliabilitätsanalyse

Situation Mehrere Beobachter (Observer) beurteilen unabhängig voneinander das Untersuchungsobjekt oder ein Beobachter untersucht das Objekt mehrmals.

Fragestellung Ist die Beurteilung verlässlich?

Schlagworte Inter-Observer-Variability, Intra-Observer-Variability, Cohens Kappa, Fleiss Kappa, Kendalls Konkordanzkoeffizient

Weiterführende Literatur Bortz J, Lienert GA (2008) Kurzgefasste Statistik für die klinische Forschung, 3. Aufl. Springer, Heidelberg, Kap 6

Beurteilung von Fragebögen

Situation Für die Erhebung wird ein Fragebogen eingesetzt.

Fragestellung Wie ist die Qualität des Fragebogens? Misst er das, was er messen soll?

Schlagworte innere Konsistenz, Cronbachs Alpha, Validität, Trennschärfe

Weiterführende Literatur Bühner M (2011) Einführung in die Test- und Fragebogenkonstruktion, 3. Aufl. Pearson, Hallbergmoos, Kap 2 u. 4

Survival-Analyse, Analyse von Überlebenszeiten

Situation Erhoben wird die Überlebenszeit oder die Zeit bis zu einem bestimmten Ereignis und zusätzlich die nominale Variable »Tod ja/nein« bzw. »Ereignis ja/nein«.

Fragestellung Beschreibung der Überlebenszeit. Gibt es Unterschiede in verschiedenen Gruppen?

Schlagworte Überlebenskurven, Kaplan-Meier-Schätzer, Log-Rank-Test

Weiterführende Literatur Schumacher M, Schulgen-Kristiansen G (2007) Methodik klinischer Studien, 2. Aufl. Springer, Heidelberg, Kap 6

Mehrfaktorielle Varianzanalyse
Situation Mehrere Faktoren wirken auf eine abhängige metrische Variable.

Fragestellung Welcher Faktor hat welchen Einfluss? Gibt es Interaktionen?

Schlagworte mehrfaktorielle ANOVA, F-Test

Weiterführende Literatur Backhaus K, Erichson B, Plinke W, Weiber R (2011) Multivariate Analysemethoden, 13. Aufl. Springer, Heidelberg, Kap 3

Einfache und multiple lineare Regression
Situation Eine metrische Variable als abhängige Variable wird durch einen oder mehrere metrische Prädiktoren (unabhängige Variablen) erklärt.

Fragestellung Welcher Prädiktor hat welchen Einfluss? Wie gut ist das Modell?

Schlagworte Bestimmtheitsmaß, Regressionskoeffizienten

Weiterführende Literatur Backhaus K, Erichson B, Plinke W und Weiber R (2011) Multivariate Analysemethoden, 13. Aufl. Springer, Heidelberg, Kap 1

Logistische Regression
Situation Eine dichotome Variable als abhängige Variable wird durch einen oder mehrere Prädiktoren (unabhängige Variablen) erklärt.

Fragestellung Welcher Prädiktor hat welchen Einfluss? Wie gut ist das Modell?

Schlagworte Bestimmtheitsmaß, Regressionskoeffizienten

Weiterführende Literatur Field A (2013) Discovering statistics using IBM SPSS statistics, 4. Aufl. Sage, USA, Kap 19

Partielle Korrelation

Situation Der Zusammenhang zwischen zwei metrischen Variablen soll aufgedeckt werden, wobei der Einfluss einer dritten störenden Variable korrigiert werden soll.

Fragestellung Wie hängen die beiden Variablen tatsächlich, ohne den Einfluss der dritten Variablen, zusammen?

Schlagworte Pearson Korrelation, Scheinkorrelation

Weiterführende Literatur Bortz J (2005) Statistik für Human- und Sozialwissenschaftler, 6. Aufl. Springer, Heidelberg, Kap 13

Faktorenanalyse

Situation Viele metrische Variablen sollen zu weniger Faktoren zusammengefasst werden.

Fragestellung Welche Variablen passen zusammen und bilden einen Faktor? Welche Faktoren und wie viele gibt es?

Schlagworte Faktorladungsmatrix, Kommunalitäten, erklärte Varianz, Scree-Plot

Weiterführende Literatur Backhaus K, Erichson B, Plinke W und Weiber R (2011) Multivariate Analysemethoden, 13. Aufl. Springer, Heidelberg, Kap 7

Clusteranalyse

Situation Die Beobachtungen sollen zusammen mit sich ähnelnden Beobachtungen in Gruppen (Cluster) zusammengefasst werden.

Fragestellung Welche Beobachtungen liegen zusammen in Clustern? Welche Cluster und wie viele gibt es?

Schlagworte Distanzmaß, Partitionierendes Clustern, Hierarchisches Clustern, TwoStep Clustern, Dendrogramm

Weiterführende Literatur Backhaus K, Erichson B, Plinke W und Weiber R (2011) Multivariate Analysemethoden, 13. Aufl. Springer, Heidelberg, Kap 8

Checkliste
Datenanalyse
- Sie haben alle relevanten Variablen entsprechend ihrem Datentyp deskriptiv analysiert.
- Für die Unterscheidung von Gruppen haben Sie die deskriptive Analyse gruppiert durchgeführt.
- Sie haben Abbildungen erstellt, die Ihnen die Einschätzung der Datenlage erleichtern und Unterschiede/Zusammenhänge in den Daten aufzeigen.
- Sie haben die Verteilung Ihrer metrischen Variablen überprüft.
- Sie haben Nullhypothesen entsprechend Ihren Forschungsfragen formuliert.
- Sie haben die interessierenden Unterschiede und Zusammenhänge mit den passenden Tests untersucht.
- Bei multiplen Tests haben Sie das Signifikanzniveau angepasst.
- Sie haben die Testergebnisse anhand der p-Werte interpretiert und die entsprechenden Schlüsse zur Beantwortung Ihrer Forschungsfragen gezogen.
- Sie haben die Ergebnisse formuliert und damit Ihre Forschungsfragen beantwortet.

3.5   Tipps und Tricks

3.5.1   Tipps zur Dateneingabe

Dateneingabe in Tabellenkalkulationsprogramm
Geben Sie Ihre Daten in einem Tabellenkalkulationsprogramm ein. Die Eingabe direkt in SPSS ist nicht notwendig. Sie können die Daten als Excel- oder OpenOffice-Tabelle mit SPSS und jeder anderen gängigen Statistiksoftware öffnen.

Verwenden Sie ein einziges Datenblatt
Es hat sich bewährt, alle Daten in einem Datenblatt zusammenzufassen. Für die Analyse können Sie sich bei Bedarf später direkt in der Statistiksoftware auf bestimmte Teilbereiche der Daten beschränken.

3.5.2   Tipps und Tricks zur Analyse

Was tun, wenn mehrere Messwerte eines Patienten vorliegen?
Wenn teilweise Mehrfachmessungen von Patienten vorliegen, z. B. weil ein Patient an beiden Beinen operiert wurde und beide OPs aufgenommen wurden, dürfen

Sie diese Daten nicht einfach zusammen analysieren. Die statistischen Tests gehen davon aus, dass die Beobachtungen untereinander unabhängig sind. Das sind sie nicht, wenn mehrere Messwerte vom gleichen Patienten stammen.

Zur Lösung dieses Problems gibt es folgende Möglichkeiten: 1. Sie wählen bei jedem Fall, der mehrfach gemessen wurde, per Zufall eine der Messungen aus. Das muss wirklich per Zufall geschehen und darf nicht nach einem Blick auf die Daten von Hand passieren. Diese ausgewählte Messung nehmen Sie auf, die andere(n) lassen Sie aus der Analyse weg. Oder 2.: Sie fassen die mehrfachen Messungen für jeden Fall einzeln zusammen, z. B. indem Sie aus den Mehrfachmessungen bei metrischen Variablen den Mittelwert bilden.

Verwendung von Mittelwert oder Median

Der Median ist robust gegen Ausreißer, das heißt, er gibt auch bei vorhandenen Ausreißern die Lage zuverlässig an. Zudem ist er bei schiefen Verteilungen sinnvoller als der Mittelwert. Der Mittelwert ist gut bei symmetrischen Verteilungen und wenn es keine Ausreißer gibt. Grundsätzlich ist es gut, sich beide Maße anzusehen und zu vergleichen. Unterscheiden sie sich stark, so spricht das für eine schiefe Verteilung oder Ausreißer und der Median sollte als Lagemaß verwendet werden.

Normalverteilt oder nicht?

Wenn Ihnen die Einschätzung der Normalverteilung mit Normalverteilungsplots schwer fällt, können Sie auf Tests zur Überprüfung der Normalverteilung wie Shapiro-Wilk- oder Kolmogorov-Smirnoff-Test zurückgreifen. p-Werte kleiner 0,05 lehnen die Normalverteilung hier ab. Beachten Sie, dass diese Tests oft zu streng sind.

Wenn Sie nicht sicher sind, ob die Daten normalverteilt sind oder nicht, können Sie immer die nichtparametrischen Methoden verwenden. Die Anwendung dieser Methoden ist sowohl für normalverteilte als auch für nicht-normalverteilten Daten erlaubt. Sie haben allerdings eine etwas geringere Teststärke, lehnen die Nullhypothese also nicht so leicht ab.

Haben Sie nichtnormalverteilte Daten, die eine linkssteile-rechtsschiefe Verteilung aufweisen (Überprüfung mit einem Histogramm), dann können Sie Ihre Daten mit dem Logarithmus transformieren und diese transformierten Werte auf Normalverteilung überprüfen. Falls nun Normalverteilung besteht, so war Ihre ursprüngliche Variable lognormalverteilt. Die transformierte, normalverteilte Variable können Sie nun mit parametrischen Methoden analysieren.

Zu wenige Fälle in einzelnen Kategorien

Haben Sie bei nominalen oder ordinalen Variablen in einzelnen Zellen der Kreuztabelle zu wenige Beobachtungen, so ist der Chi-Quadrat-Test nicht verlässlich.

SPSS gibt das mit einer Warnung unterhalb der Ausgabetabelle an. In so einem Fall können Sie versuchen, mehrere Kategorien sinnvoll zusammen zu fassen, sodass weniger verschiedene Kategorien und damit besser gefüllte Zellen entstehen. Wenn Sie die Kategorien auf jeweils zwei in jeder der beiden Variablen reduzieren, können Sie sogar Fishers Exakten Test anwenden, der auch bei schwach besetzten Zellen, allerdings nur bei 2x2 Kreuztabellen, eingesetzt werden kann.

Gleichheit von Mittelwerten nachweisen

Möchten Sie nachweisen, dass sich zwei Mittelwerte nicht signifikant unterscheiden, so ist ein Test auf Unterschiede, wie in diesem Buch beschrieben, nicht sinnvoll. Stattdessen verwenden Sie dazu die Konfidenzintervalle der Mittelwerte. Diese finden Sie in der Ausgabe der explorativen Datenanalyse. Wenn sich die beiden Konfidenzintervalle deutlich überlagern, so zeigen Sie damit, dass die Mittelwerte gleich sind.

Beispiel

Die 95 %-Konfidenzintervalle der Männer [2,09; 4,30] und der Frauen [1,98; 3,88] überlappen fast vollständig. Das macht deutlich, dass kein Unterschied hinsichtlich des Geschlechts besteht.

Kein signifikanter Unterschied oder Zusammenhang

Wenn Sie einen Unterschied oder Zusammenhang nachweisen möchten, die deskriptiven Werte dies auch andeuten, der Test aber kein signifikantes Ergebnis hat, so können Sie mit den deskriptiven Werten und mit der Fallzahl argumentieren: Sie beschreiben in dem Fall den Mittelwertsunterschied bzw. den Zusammenhang mit dem Korrelationskoeffizienten und betonen, dass dieser Unterschied/Zusammenhang für Sie relevant ist. Anschließend nennen Sie den nicht signifikanten p-Wert und die kleine Fallzahl und argumentieren, dass der Unterschied/Zusammenhang aufgrund der kleinen Fallzahl nicht als signifikant nachgewiesen werden konnte. Es müssten also mehr Daten gesammelt werden, um diesen Unterschied/Zusammenhang als signifikant nachweisen zu können.

Beispiel

Mit einer Differenz der Mittelwerte von 3,08 mm zwischen Testgruppe und Kontrolle ist der Unterschied bedeutend. Aufgrund der kleinen Fallzahl von nur sechs bzw. fünf Fällen in den beiden Gruppen, kann dieser Unterschied jedoch nicht als signifikant nachgewiesen werden (p = 0,10).

Signifikanter nicht relevanter Unterschied oder Zusammenhang

Wenn im umgekehrten Fall Ihre deskriptive Analyse nur einen kleinen Unterschied bzw. eine kleine Korrelation beschreibt, die für Sie aufgrund Ihrer Größe nicht bedeutend ist, gleichzeitig aber der p-Wert diesen Unterschied bzw. Zusammenhang als signifikant aufdeckt, so argumentieren Sie:

Beispiel

Dieser signifikante Unterschied (p = 0,032) ist mit einer Mittelwertsdifferenz von nur 2 mm klinisch nicht relevant.

3.5.3 Tipps zu Grafiken

Grafiken bearbeiten

Grafiken können Sie in SPSS nach Ihren Wünschen bearbeiten. Sie können Farben, Größe, Beschriftung anpassen, Linien oder Text einfügen usw. Klicken Sie dazu mit Rechtsklick auf die Grafik: Inhalt Bearbeiten → In Separatem Fenster. Es öffnet sich ein neues Fenster. Klicken Sie das Element, das Sie bearbeiten möchten an. Nun sehen Sie ein Bearbeitungsfenster für dieses Element und können die Einstellungen vornehmen. Nach der Bearbeitung schließen Sie das Grafikfenster und die Abbildung erscheint angepasst in Ihrer Ausgabedatei.

Hochaufgelöste Abbildungen

Hochaufgelöste Abbildungen für Ihre Doktorarbeit bekommen Sie am besten mit SPSS, indem Sie die Ausgabe mit der Abbildung als PDF exportieren. Anschließend laden Sie das PDF mit hoher Auflösung in ein Bildverarbeitungsprogramm, schneiden dort die gewünschte Abbildung aus und speichern sie als Bilddatei. SPSS stellt auch den Export von Grafiken als Bilddateien zur Verfügung. Allerdings haben diese oft eine zu geringe Auflösung, um sie in die Doktorarbeit einzufügen.

3.5.4 SPSS-Tipps

Fälle auswählen

Wenn Sie sich für eine Analyse auf einen Teil Ihrer Daten beschränken möchten, können Sie hierzu Fälle auswählen. Gehen Sie auf Daten → Fälle Auswählen. Klicken Sie Falls Bedingung Zutrifft und unten Nicht Ausgewählte Fälle Filtern. Klicken Sie auf Falls. Geben Sie die Bedingung ein, nach der Sie die Fälle auswählen möchten. Dazu stehen Ihnen bei Bedarf rechts unten auch Funktionen zur Verfügung. Zum Beispiel wenn Sie alle Patienten älter als 50 Jahre aufnehmen möchten, tippen Sie »Alter > 50« in das Feld ein. In der Datenansicht erscheinen nun die Fallnummern aller nicht ausgewählten Fälle durchgestrichen.

Diese Fälle werden in der folgenden Analyse nicht verwendet. Rückgängig machen können Sie die Auswahl, indem Sie wieder über DATEN → FÄLLE AUSWÄHLEN gehen und diesmal ALLE FÄLLE anklicken.

Variablen umkodieren

Manchmal ist es sinnvoll, eine bestehende Variable in eine neue Variable umzukodieren, z. B. wenn die Kategorien einer nominalen Variablen neu gruppiert werden sollen. Gehen Sie dazu im Menü auf TRANSFORMIEREN → UMKODIEREN in andere Variablen. Klicken Sie in der Variablenliste links die Variable an, die Sie umkodieren möchten und klicken auf den Pfeil, so dass sie in das mittlere Feld übernommen wird. Geben Sie rechts unter AUSGABEVARIABLE einen Namen und eine Beschriftung für die neue Variable ein. Klicken Sie auf ÄNDERN. Klicken Sie auf ALTE UND NEUE WERTE. Wählen Sie im neuen Fenster links den Bereich der Umkodierung des alten Wertes aus. Geben Sie rechts den neuen Wert für diesen Bereich ein. Klicken Sie auf HINZUFÜGEN. Das wird so lange wiederholt, bis alle neuen Bereiche definiert sind. Klicken Sie auf WEITER und auf OK. Nun finden Sie in der Datenansicht ganz rechts eine neue Spalte, in der Ihre neue umkodierte Variable steht.

Neue Variable berechnen oder Variable transformieren

Sie können aus einer oder mehreren bestehenden Variablen eine neue Variable berechnen. Das ist z. B. dann sinnvoll, wenn Sie die log-transformierten Werte einer Variablen benötigen. Gehen Sie im Menü auf TRANSFORMIEREN → VARIABLE BERECHNEN. Geben Sie in das Feld ZIELVARIABLE einen Namen für die neue Variable ein. Achten Sie darauf, dass keine Leerzeichen und keine Sonderzeichen enthalten sind. Geben Sie in das Feld NUMERISCHER AUSDRUCK die Formel zur Berechnung der neuen Variablen ein. Dazu können Sie die benötigten Variablen aus der Variablenliste links per Anklicken und Pfeil-Klicken einfügen und sich an der Auflistung der Funktionen rechts bedienen. Wenn Sie z. B. die Variable »Alter« logtransformieren möchten, so geben Sie als numerischen Ausdruck »LN(Alter)« ein. Wenn Sie aus den Variablen »frage1«, »frage2« und »frage3« den Mittelwert berechnen möchten, so geben Sie »MEAN(frage1, frage2, frage3)« ein. Klicken Sie auf OK. Nun finden Sie in der Datenansicht ganz rechts eine neue Spalte, in der Ihre neu berechnete Variable steht.

Ausgabe p-Wert ,000 oder 1,000

Wenn in der Ausgabe als p-Wert die Zahl ,000 steht, so bedeutet das nicht, dass der p-Wert 0 ist. Der p-Wert kann nie 0 sein. Er ist aber so klein, dass SPSS ihn wegen den vielen Nachkommastellen nicht aufschreibt. Sie verwenden für Ihre Ergebnisse in diesem Fall die Schreibweise $p < 0{,}001$.

Wenn für den p-Wert 1,000 angegeben wird, so schreiben Sie $p > 0{,}999$.

Literaturempfehlung zu SPSS:

Folgende Bücher enthalten neben ausführlichen Beschreibungen der statistischen Methoden auch die Umsetzung anhand von SPSS:

▬ Field A (2013) Discovering statistics using IBM SPSS statistics, 4. Aufl. Sage, USA

▬ Backhaus K, Erichson B, Plinke W und Weiber R (2011) Multivariate Analysemethoden, 13. Aufl. Springer, Heidelberg

Literatur

American Psychological Association (2009) Publication Manual of the American Psychological Association, 6. Aufl. APA Style, Washington

Bortz J (2005) Statistik für Human- und Sozialwissenschaftler, 6. Aufl. Springer, Berlin Heidelberg, Kap 4

Daviglus ML, Stamler J, Orencia AJ et al (1997) Fish consumption and the 30-year risk of fatal myocardial infarction. N Engl J Med 336(15):1046–1053

European Medicines Agency (1997) ICH harmonised tripartite Guideline, General considerations for clinical trials E 8. Step 5, CPMP/ICH/291/95

Gorham ED, Garland CF, Burgi AA et al (2012) Lower prediagnostic serum 25-hydroxyvitamin D concentrations associated with higher risk of insulin-requiring diabetes: a nested case-control study. Diabetologia 55(12):3224–3227

Heinrich-Heine-Universität Düsseldorf (2013) G*Power 3. http://www.psycho.uni-duesseldorf.de/abteilungen/aap/gpower3. Zugegriffen: 28. Dezember 2013

Kim SH, Kim JJ, Lee JS et al. (2013) Preoperative N staging of gastric cancer by stomach protocol computed tomography. J Gastric Cancer 13(3):149–156

Markwald RR, Melanson EL, Smith MR et al (2013) Impact of insufficient sleep on total daily energyexpenditure, food intake, and weight gain. Proc Natl Acad Sci U S A 110(14):5695–5700

Mikus CR, Boyle LJ, Borengasser SJ et al (2013) Simvastatin impairs exercise training adaptations. J Am Coll Cardiol 62(8):709–714

Peacock J, Kerry S (2007) Presenting medical statistics from proposal to publication. Oxford University Press, US

Phase 4: Schreiben

Barbara Budrich, Jasmin Webinger

J. Webinger et al., *Wie schreibe ich eine Doktorarbeit?*,
DOI 10.1007/978-3-642-54078-3_4, © Springer-Verlag Berlin Heidelberg 2014

Mit der Schreibflowstrategie Escriva können Sie Ihre Promotion auch dann zu Ende bringen, wenn Sie nur wenig Schreibzeit am Stück zur Verfügung haben. Diese Strategie baut auf den unterschiedlichen Projektphasen des Projektmanagements auf, sodass Sie einen klaren Ablaufplan in mehreren Stufen haben, bei dem Sie jederzeit wissen, welcher Schritt der nächste ist. Mit Escriva können Sie daher Ihre knappe Zeit besonders effektiv nutzen. Bevor wir in die Technik selbst einsteigen, helfe ich Ihnen herauszufinden, welcher Schreib-Typ Sie sind: Je besser Sie sich selbst kennen, desto leichter fällt es Ihnen, die unweigerlich aufkommenden Probleme, wie Prokrastination, fehlende Konzentration, innere Zensur u. a. m., möglichst rasch zu lösen. Im Anschluss zeige ich Ihnen die häufigsten Schreibblockaden und gebe Ihnen Tipps, wie Sie diese am besten überwinden.

4.1 Welcher Schreib-Typ sind Sie?

Es gibt eine Vielzahl von unterschiedlichen Schreib-Typen, wobei die meisten Autoren nicht einen Idealtypus verkörpern, sondern eine Mischung unterschiedlicher Charakteristika aufweisen. Dessen ungeachtet stelle ich Ihnen hier die drei häufigsten Typen vor:
1. Der Strukturierte
2. Der Impulsive
3. Der Hüpfer

4.1.1 Der Strukturierte

Wenn Sie alle Schritte am liebsten bis ins Detail planen, da Sie sich sonst nicht wohlfühlen, dann gehören Sie zur Gruppe der strukturierten Autoren. Im Prinzip ist es ein großer Vorteil, strukturiert und planvoll zu arbeiten. Jedenfalls dann, wenn Sie nicht zu Perfektionismus neigen und in der Lage sind, Ihr Arbeitspensum realistisch einzuschätzen: Nur dann behindert der Plan Sie nicht noch zusätzlich oder frustriert Sie gar. Außerdem begegnen Ihnen immer Störungen, die Sie zu Abweichungen zwingen. Ein Plan ist gut, aber nicht mehr als ein Grundgerüst, von dem Sie immer wieder abweichen werden und zu dem Sie immer wieder zurückkehren können. Es ist also für Sie als strukturierten Autor wichtig, trotz aller Pläne flexibel zu bleiben. Zum Beispiel mit Blick auf die Gliederung: Wenn Sie Ihre Grobgliederung einmal entwickelt haben, werden Sie feststellen, dass sie sich während des Schreibens verändert. Das ist normal: Der Text »lebt« und entwickelt sich. Bleiben Sie flexibel und passen Sie Ihre Gliederung immer wieder an. Auch Ihre Kurzzusammenfassung können Sie gelegentlich überarbeiten, da Sie durch das Arbeiten mit Ihrem Text beständig dazu lernen und so den jeweils aktuellen Stand dokumentieren.

4.1.2 **Der Impulsive**

Das Gegenstück zum Strukturierten ist der Impulsive. Sie haben keinerlei Bedürfnis, eine Grobgliederung aus Ihrer Kurzzusammenfassung zu entwickeln, die Ihnen Orientierung bieten würde. Diese Orientierung käme Ihnen eher vor wie eine ungehörige Beschränkung. Sie aber brauchen gedankliche Freiheit, um überhaupt schreiben zu können.

Diese Art der Freiheit ist für viele Bereiche außerhalb der Professionalität sicherlich völlig in Ordnung – um einen Text fertigzuschreiben, möglicherweise gar unter Zeitdruck, taugt sie aber nicht. Sie brauchen einen Plan! Sie haben aufgehört zu planen, weil ohnehin immer etwas dazwischen kommt? Solche Argumente habe ich schon gehört, sie führen aber in die falsche Richtung. Es ist normal, dass Sie Ihren Plan gelegentlich loslassen und einen Umweg machen müssen. Vergleichen Sie Ihren Plan mit einem Stadtplan: Nur weil eine Straße gesperrt ist, ist ja nicht der ganze Stadtplan hinfällig.

Ähnliche Schwierigkeiten mit dem Planen hat unser nächster Typus, der Hüpfer.

4.1.3 **Der Hüpfer**

Sie schreiben mal an diesem Kapitel, mal an jenem Thema? Sie befassen sich einige Zeit mit Ihrem Methodenteil, dann möchten Sie aber lieber von der Auswertung berichten? Alles andere ist Ihnen zu langweilig?

Langeweile beim Schreiben kann schwierig werden – aber es hilft nichts: Um einen Text fertig zu bekommen, müssen Sie manches Mal ein bisschen »beißen«. Auch als Hüpfer benötigen Sie einen Plan, damit Sie auch jene Kapitel abschließen können, die Sie am langweiligsten finden. Sie können im Übrigen beim Verfassen des Rohtextes problemlos zeitgleich an verschiedenen Kapiteln arbeiten, so lange Sie am Ende alle Fäden zusammenführen. Weitere Schreib-Typen finden Sie z. B. bei Ulrike Scheuermann (2011).

Abhängig davon, welcher Schreib-Typ Sie sind, haben Sie beim Schreiben spezifische Probleme. Im folgenden Abschnitt finden Sie, an den Schreib-Typen orientiert, einige exemplarische Blockaden mit den zugehörigen Lösungsmöglichkeiten.

4.2   **Welche Schreibblockade kennen Sie?**

Als strukturierter Autor werden Sie in der Regel kein Chaos zu bewältigen haben und als impulsiver Schreiber könnte es Ihnen ein Rätsel sein, warum jemand Angst vor dem weißen Blatt Papier hat. So hat jeder Schreib-Typ seine eigenen Blockaden und Schwierigkeiten. Bereits in meiner Handreichung *4 Tipps gegen Schreibblocka-den* (Budrich 2013) finden Sie Hinweise, wie Sie sich selbst überlisten können.

Im Folgenden habe ich vier nützliche Tipps gegen Schreibblockaden zusammengestellt.

4.2.1 Papier so weiß wie unberührter Neuschnee

Sie sitzen vor Ihrem Blatt Papier oder Ihrem PC. Das Blatt ist weiß und unberührt, wie frisch gefallener Schnee und in Ihrem Hirn ist es still, als dämpfe der Schnee jedwedes Geräusch. Nichts rührt sich. Nicht einmal die Flocke eines Gedankens. Ihr erster Gliederungsentwurf liegt vor Ihnen und schweigt Sie vorwurfsvoll an.

Versuchen Sie Folgendes: Sie setzen sich Ihren idealen Leser auf Ihre Schreibtischkante. Denken Sie an jemanden, den Sie wirklich gern haben: Partner, Lieblingstante, Freund einer Freundin oder erfinden Sie jemanden, den Sie sich als Ihren idealen Leser wünschen würden: freundlich, zugetan, offen und wirklich neugierig auf das, was Sie zu schreiben haben. Und dann schreiben Sie dieser Person das, was Sie sagen wollen als Brief. Beginnen Sie ruhig mit »Liebe Rebecca«, »Lieber Andreas« oder auch, wenn Sie das stärker motiviert, mit »Sehr geehrter Herr Professor Marx«. Schreiben Sie auf, wie Sie sich gerade im Augenblick fühlen und wie sehr Ihr Thema versucht, sich Ihnen zu entziehen. Es ist völlig egal, ob Sie das, was Sie da schreiben, tatsächlich für Ihren wissenschaftlichen Text verwenden werden. Wichtig ist, dass Sie ins Schreiben kommen. Wenn Sie diese erste Hürde überwunden haben, können Sie sich Ihrer Gliederung annähern.

Später, wenn der Schnee geschmolzen und das Eis gebrochen ist, wenn das Blatt nicht mehr weiß ist, können Sie alles wegstreichen und überarbeiten, was nicht in den wissenschaftlichen Duktus passt. Aber das sollten Sie wirklich erst später tun, wenn Sie den Weg in Ihren Text sicher gefunden haben.

Jedes Mal, wenn Sie wieder an eine dieser zugeschneiten Stellen kommen, haben Sie die Möglichkeit, in den inneren Dialog mit Ihrem Lieblingsleser zu gehen und so in Ihre Schreib-Spur zurückzukehren. Wenn es Ihnen hilft, können Sie sich eine eigene fiktive Person zusammenstellen, Ihre Persona. Die Arbeit mit der Persona ist zentral beim Einsatz von Escriva (ausführlicher: Budrich 2014).

4.2.2 Niete oder Bestseller-Autor

Was Sie bislang geschrieben haben, humpelt dumpf vor sich hin. Der berühmte Schreibflow ist dickflüssig bis festgefroren. Den Text zu lesen bereitet Missvergnügen, er klebt und stinkt wie Pech, doch Sie wissen nicht, warum. Die Argumentation erscheint verworren, lahm, unverständlich, hundertmal gelesen. Niemand wird diesen Text lesen wollen. Wie der berühmte Soziologie Max Weber sagte, Zwerge auf den Schultern von Riesen? Verwegen! Zwerg ja, aber niemals auf irgendjemandes Schultern!

Oder auch: Was Sie bislang geschrieben haben, liest sich exzellent – kein Zweifel. In eleganten Kaskaden entwickelt sich Ihre Argumentation wie von selbst, hier ein kleiner, subtiler Scherz, nur für Eingeweihte zu verstehen; dort eine echte »Oho-Passage«, bei der die geschätzten Damen und Herren aus der Wissenschaft erstaunt die Brauen heben werden. Leichtfüßiges Auslegen hochkomplexer Theorien wechselt mit dem eigenen Weiterspinnen des Gedankenfadens. Zwerge auf den Schultern von Riesen? Von wegen! Eher mal umgekehrt!

Zwei Seiten derselben Medaille – ob Sie es glauben oder nicht. Sollten Sie eines oder auch beide Urteile gelegentlich über Ihre Texte fällen, würde ich Ihnen folgendes Vorgehen vorschlagen: Suchen Sie sich einen Schreib-Partner. Ob Sie nun der Meinung sind, niemand könne Ihnen das Wasser reichen oder ob Sie der Meinung sind, Sie könnten niemandem das Wasser reichen – wichtig ist, dass Sie sich genau darauf einlassen!

Schreiben ist Kommunikation. Und wenn Sie mit niemandem kommunizieren wollen oder zu können glauben, kommen Sie nicht ans Ziel. Suchen Sie sich also einen Schreib-Partner, jemanden, der in einer ähnlichen Situation ist wie Sie selbst. Übrigens unabhängig vom Fachbereich – aber schon aus der Wissenschaft: So können Sie sich gegenseitig Tipps und Tricks verraten und Texte miteinander austauschen, kommentieren und wenn Sie wollen anschließend besprechen.

Es ist für viele deutschsprachige Wissenschaftler ungewohnt, sich aktiv Feedback von anderen einzuholen. Zum einen ist es üblich, alleine zu schreiben. Zum anderen schwingt die Angst vor Kritik mit und vernichtende Kritik kann Ihnen das Weiterarbeiten sehr erschweren. Deshalb ist es wichtig, dass Sie und Ihr Schreibpartner einige Regeln zum guten Feedback miteinander vereinbaren. Für den Anfang könnten Sie sich auf folgende Punkte einigen, die Sie beide jeweils berücksichtigen müssen:

- Beschreibend, nicht wertend.
- Auf Augenhöhe, nicht von oben herab, nicht unterwürfig.
- Konstruktiv, nicht destruktiv.

Darauf können Sie jederzeit aufbauen, aber halten Sie die Anzahl Ihrer Regeln überschaubar. In ▶ Abschn. 4.3.4 finden Sie eine ausführlichere Checkliste zu Feedbackregeln.

4.2.3   Die inneren Kritiker schlafen nie!

Sie schreiben den ersten Satz, lesen ihn durch. Löschen. Sie schreiben einen weiteren Satz, einen zweiten. Lesen beides durch. Löschen. So geht es munter weiter. Am Ende des Schreib-Tages: nicht ein Satz.

Kennen Sie diese innere Stimme, die Ihren Text beim Schreiben mitliest und schon gleich wegzensiert? Der »innere Kritiker«, gelegentlich von außen unterstützt, der Ihnen suggeriert, dass Sie nicht schreiben können: Viele Autoren – auch erfolgreiche – hadern damit. Mir ist übrigens auch häufig gesagt worden, ich könne nicht schreiben – oder wenn dann allerhöchstens mal ein Kinderbuch... So als gebe es Menschen, die mit dieser absoluten Begabung zur Welt gekommen seien, ach, als hätten sie bereits in der Gebärmutter die ersten Sätze geschrieben. Und alle anderen müssten leider für immer draußen bleiben, draußen vor der Tür des Schreib-Paradieses. Das Unangenehme an den vermeintlich objektiven Einschätzungen von außen ist, dass sie zu inneren Wahrheiten werden. Die eigene oberste Zensurbehörde kann sich immer wieder darauf beziehen: »Onkel Otto hat immer gesagt, ich kann nicht schreiben!«, wird der innere Kritiker nicht müde anzuführen.

Um mit diesen Stimmen besser zurechtzukommen, schlage ich Ihnen Folgendes vor: Versprechen Sie sich zu Beginn des Schreibens, dass Sie diesen Text niemandem zeigen werden. Kommt Ihr Nörgler zum Vorschein, während Sie schreiben, vereinbaren Sie mit sich selbst quasi ein Moratorium. Nach Ablauf der Schreibzeit geben Sie sich selbst die Möglichkeit, Ihren eigenen Text zu kritisieren.

So haben Sie zwei Dinge geschafft: Sie kommen überhaupt ins Schreiben – und das ist häufig die größte Hürde, wenn die innere Zensur Sie am Schreiben zu hindern versucht. Außerdem setzen Sie sich mit Ihrer inneren Kritik auseinander. Es gibt viele Möglichkeiten, mit diesen häufig sehr widersprüchlichen inneren Stimmen umzugehen. Für mich ist es am wirksamsten, wenn ich mich auf eine Art inneres Gespräch mit ihnen einlasse. Lassen Sie Raum für die Kritik an sich selbst aber bitten Sie auch Ihr inneres Regime darum, die Regeln des guten Feedbackgebens einzuhalten: Und hier ist dann »konstruktiv statt destruktiv« die entscheidende Regel, die Ihnen die Möglichkeit gibt, das Geschriebene zu überarbeiten aber nicht wegwerfen zu müssen!

Weitere Informationen zum Konzept des »Inneren Teams« finden Sie in den Schriften des Kommunikationswissenschaftlers Friedemann Schulz von Thun (2011).

4.2.4   Der Mount Everest als Labyrinth

Sie wollen losschreiben und werden von so vielen Gedanken und Ideen bestürmt, dass Sie keine, aber auch überhaupt nicht die geringste Chance haben, einen einzigen Satz zu Papier zu bringen. Sie lehnen sich einen Augenblick zurück, um Ihre

Gedanken zu ordnen und die Kakophonie wird lauter: Ein riesenhaftes Gebirge aus chaotischen Gedanken erhebt sich vor Ihrem inneren Auge, der Bergpfad windet sich in einem unübersichtlichen Labyrinth den Hang hinauf. Ein Ende ist nicht zu sehen – aber auch kein Anfang.

Wenn Sie in diesem Chaos feststecken, können Sie Folgendes ausprobieren: Wenn Sie sich überwältigt fühlen, ob im Alltag oder beim Schreiben, können Sie die Dinge in Portionen zerlegen, die Sie bewältigen können. Gut möglich, dass Sie diese Aussicht zunächst langweilig finden. Da Sie aber in diesen kleinen Schritten letztlich den Gipfel Ihres ganz persönlichen Mount Everest erreichen können, ohne sich dabei in Ihrem Gedankenlabyrinth zu verlaufen, finden Sie die Aussicht, die sich Ihnen am Ende bietet, möglicherweise doch attraktiv.

Sie brauchen einen Plan. Jeder Text besteht aus den drei Teilen Einleitung, Mittelteil, Schluss: Ich sage, was ich sagen werde. Ich sage es. Ich sage, was ich gesagt habe. Den Schluss schreiben Sie zum Schluss, die Einleitung danach. Was Sie also für den Anfang bewältigen müssen, ist der Mittelteil. Wenn sich Ihnen mehr Antworten aufdrängen, als Sie an Fragen je stellen können, ist es Ihre Aufgabe, Ihren Stoff so zu gliedern, dass Sie nur eine einzige, eine Hauptfrage aus dem Ganzen destillieren. Diese Hauptfrage, z. B. wie überwinde ich Schreibblockaden, können Sie herunterbrechen auf einzelne Phänomene. Dabei müssen Sie sich beschränken, denn Sie können nicht alle Phänomene beschreiben und alle Probleme lösen: Sie brauchen den Mut zum Weglassen. Wie finden Sie diese Hauptfrage und wie untergliedern Sie Ihr Material? Wenn in Ihrem Verständnis alles gleichwertig ist, was Sie zu Ihrer Thematik wissen, dann müssen Sie Ihren Mount Everest in seine Bestandteile zerlegen: Notieren Sie die Begriffe, die Ihnen zentral erscheinen, auf Post-it-Zetteln. Dann sortieren Sie diese Zettel auf einem großen Blatt Papier oder Pappe. Stellen Sie Beziehungen her: Was ist ursächlich? Was ist Konsequenz? Was hängt womit zusammen? Gibt es Begriffe, die nicht so recht zu den übrigen Begriffen passen? Am Schluss sollten Sie Ihre Begriffe in Clustern und auf unterschiedlichen Ebenen geordnet haben.

Sie haben mit Sicherheit zu viel Material, zu viele Ergebnisse und Erkenntnisse. Schreiben Sie solche Dinge mit Absicht in Exkurse. Bei der Überarbeitung entscheiden Sie, ob Sie genug Platz haben, diese Fragen in Ihrem Text zu behalten oder ob Sie sie ganz streichen.

4.2.5   ... und wenn das alles nicht hilft?

Ich habe Ihnen exemplarisch vier Blockadesituationen aufgezeigt und mögliche Lösungen dazu skizziert. Nicht jeder Autor hat die gleichen Schwierigkeiten und so individuell wie Sie beim Verfassen Ihrer eigenen Texte sind, so individuell sind auch die Blockaden, die Sie zu überwinden haben.

Tipp

Sollten Sie Unterstützung brauchen, um den Weg in Ihren Text und hindurch zu finden, suchen Sie sich einen Schreib-Coach, der Ihnen hilft, diese Blockaden zu überwinden.

Nachdem Sie nun Ihre eigene Haltung analysiert haben und bereits ein bisschen Handwerkszeug parat haben, um sich selbst weiterzuhelfen, falls Sie ins Stocken geraten, wollen wir uns nun der eigentlichen Schreibflow-Strategie zuwenden.

4.3 Escriva – Schreiben als »Projekt im Projekt«

Wenn wir das Schreiben als Projekt im Projekt der Doktorarbeit verstehen, dann können wir das Schreiben selbst wiederum untergliedern. Generell bezeichnet man die Phasen eines Projektes mit folgenden Begriffen:

1. Initialisierungsphase (Entschluss zur Dissertation, Vorbereitungen etc.)
2. Definition (von der Kurzzusammenfassung zur Grobgliederung)
3. Planungsphase
4. Durchführungsphase
5. Abschlussphase

Wenn Sie den Schreibphasen 1 bis 3 ausreichend Aufmerksamkeit haben zukommen lassen, fallen Ihnen die Schritte 4 und 5 vergleichsweise leichter. Wenn Sie gleich in medias res springen und versuchen, mit Schreibphase 4 zu starten, machen Sie sich zum einen sehr viel mehr Arbeit und zum anderen bleiben Sie mit Sicherheit stecken – um sich dann den Schreibphasen 1 bis 3 zu widmen. Lassen Sie uns also mit Schreibphase 1 beginnen. Sie werden sehen, ein gutes Stück des Weges sind Sie bereits gegangen!

4.3.1 Initialisierungsphase

Da Sie bereits Ihre Kurzzusammenfassung verfertigt haben, haben Sie den ersten Schritt bereits getan. Und auch vom zweiten Schritt haben Sie bereits einiges erledigt: Doktorvater, Festlegen der Art Ihrer Arbeit, befestigen Ihrer Methodik und Thematik, erste Literaturrecherche. Wie genau Sie Literatur recherchieren, zeigen wir Ihnen im *Exkurs Literaturrecherche* (▶ Abschn. 4.4). Auf dieser Basis können Sie nun aber bereits den zweiten Projektschritt tun.

Grobgliederung

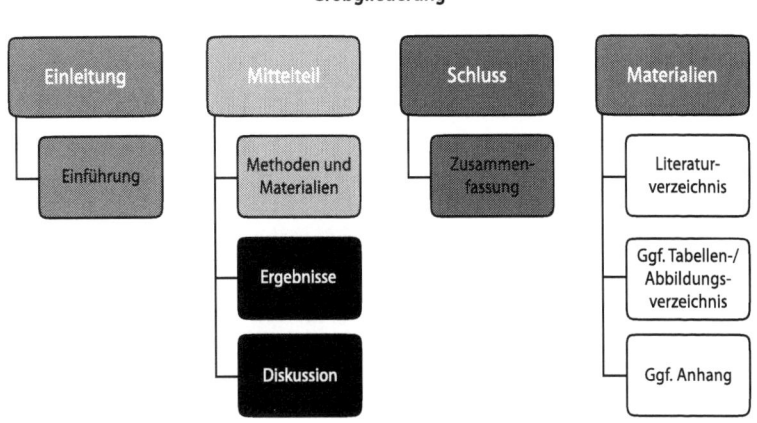

☑ Abb. 4.1 Die Grobgliederung. (Aus Doktoranden Akademie 2013)

4.3.2 Definition: von der Kurzzusammenfassung zur Grobgliederung

Hierher gehören der erste Entwurf (und die laufende Überarbeitung) Ihrer Kurzzusammenfassung und der Gliederung, die Sie daraus entwickeln. Während es manchen Autoren sehr leicht fällt, aus der Kurzzusammenfassung eine Gliederung zu entwickeln, tun sich andere schwerer. Hier ein paar grundlegende Hinweise zum Entwickeln der (vorläufigen) Gliederung aus Ihrer Kurzzusammenfassung.

Lassen Sie uns zunächst noch einmal einen Blick auf den Inhalt der Kurzzusammenfassung werfen: Diese bietet eine Zusammenfassung der Hypothese inklusive Haupt- und Nebenfragestellung und bildet den aktuellen Stand der Wissenschaft mit Blick auf diese Fragestellungen ab. Als dann erläutert sie, mit welchen Methoden Sie sich der Fragestellung annähern und warum Sie diese einsetzen. Vorausgesetzt, dass Sie sich mit Forschung befassen, stellen Sie die zu erfassenden Variablen vor und stellen erste Überlegungen an zur Fallzahl und zur statistischen Auswertung. Auf dieser Grundlage skizzieren Sie nun die erwartbaren Ergebnisse des Versuchs.

Sie wissen, dass sich Ihre Dissertation wie jeder andere Text auch aus den drei Hauptbestandteilen »Einleitung«, »Mittelteil«, »Schluss« zusammensetzt. Unter der Berücksichtigung dieser Dreiteilung extrahieren Sie nun aus Ihrer Kurzzusammenfassung eine Grobgliederung, bzw. den ersten Entwurf eines vorläufigen Inhaltsverzeichnisses (☑ Abb. 4.1).

☐ **Tab. 4.1** Aufbau der Doktorarbeit. (Aus Doktoranden Akademie 2013)

Teil	Inhalt
Deckblatt	Siehe Muster der jeweiligen Universität
Inhaltsverzeichnis	
Einleitung	Aktueller Stand der Wissenschaft in Bezug auf Ihr Forschungsthema Welche Fragen sind noch unbeantwortet? Wie sind Sie (oder der Doktorvater) auf das Thema gekommen? Fragestellung der Doktorarbeit (Hypothese und Nebenhypothese)
Material und Methoden	Beschreibung von Studiendesign/Versuchsablauf Material: Studienpopulation/Zellen, Tiere, Geräte, Verbrauchsmaterialien, Software Methoden (Zellkultur, PCR usw.), Messmethoden, empirische Verfahren
Ergebnisse	Objektive Darstellung der Ergebnisse in Form von Beschreibungen, Tabellen, Grafiken, Abbildungen
Diskussion	Einordnung der eigenen Ergebnisse in den Forschungsstand Widersprüche erläutern Schlussfolgerungen Ausblick und Anregung für weiterführende Arbeiten
Zusammenfassung (wird am häufigsten gelesen!)	Forschungsstand Fragestellung Methodik Ergebnisse Schlussfolgerungen
Literaturverzeichnis	Stil entsprechend der Promotionsordnung
Glossar	
Anhang	Datenerfassungsbögen usw.
Lebenslauf mit Unterschrift	

Den Beginn Ihrer Dissertation verfassen Sie zwar erst ganz am Schluss, wenn Sie ganz genau wissen, was Sie herausgefunden haben. Eine erste Einstimmung sollten Sie für sich dennoch verfassen. Dieser Teil der Einführung speist sich aus den ersten Sätzen Ihrer Kurzzusammenfassung.

Im Mittelteil sammeln Sie strukturiert die eigentliche Untersuchung – samt Stand der Forschung, methodischen Überlegungen, Ergebnissen und deren Diskussion. Sie sehen: Der Mittelteil ist das eigentliche Kernstück Ihrer Arbeit.

Es folgt der Schluss, der eine prägnante Zusammenfassung des zuvor Geschriebenen bringt.

Der inhaltliche Aufbau der Doktorarbeit im Detail Der Inhalt der einzelnen Bestandteile der Doktorarbeit wird in der Promotionsordnung festgelegt. Als Orientierung für den inhaltlichen Aufbau können Ihnen auch ältere Doktorarbeiten von Vorgängern aus Ihrer Abteilung dienen. Die Mitarbeiter der Abteilung (MTAs, Pflegepersonal, Arzthelferinnen) können Ihnen bei der Beschaffung z. B. der genauen Daten von Reagenzien behilflich sein.

Die Doktorarbeit besteht in der Regel aus den in ◘ Tab. 4.1 gezeigten Bestandteilen.

Tipp

Bedenken Sie, dass Anfang und Ende eines Textes die besondere Aufmerksamkeit der Leser genießen. Achten Sie also darauf, sich bei diesen Teilen jeweils besonders viel Mühe zu geben – und zwar auf allen Ebenen: Auf der Ebene des gesamten Manuskripts, der einzelnen Kapitel, der Unterkapitel und letztlich sogar auf der Ebene der einzelnen Absätze.

Der Umfang der einzelnen Teile Ihrer Dissertation – hier am Beispiel einer Forschungsarbeit – könnte ungefähr so aussehen, wie in ◘ Tab. 4.2 dargestellt.

◘ **Tab. 4.2** Erste Umfangsschätzung anhand der Grobgliederung. (Aus Doktoranden Akademie 2013)

Teil	Umfang
Einleitung	8 Seiten
Material und Methoden	10 Seiten
Ergebnisse	15 Seiten
Diskussion	15 Seiten
Zusammenfassung	2 Seiten

4.3.3 Planung

Wie jedes Projekt, so braucht auch Ihre Dissertation eine gute Planung. Insbesondere dann, wenn Sie wenig Zeit haben. Wissen Sie, wie viel Text Sie pro Minute oder Stunde produzieren können? Wissen Sie, wie lange Sie am Stück schreiben können? Ist beides abhängig von der Tageszeit und davon, was Sie z. B. tagsüber gemacht haben, wenn Sie abends schreiben wollen? Haben Sie familiäre Verpflichtungen? Wie viel Zeit haben Sie überhaupt für die Arbeit an Ihrer Dissertation – pro Tag, pro Woche, pro Monat? Zudem sollten Sie es nach Möglichkeit einrichten, täglich oder doch mindestens dreimal pro Woche an Ihrem Text zu arbeiten. Andernfalls benötigen Sie jedes Mal wieder sehr viel Zeit, um sich auf die Aufgabe einzustimmen.

All das sind Dinge, über die Sie sich Gedanken machen sollten, bevor Sie an Ihre Zeitplanung im engeren Sinne gehen. Doch es gibt noch weitere Punkte, die Sie für Ihre Planung beachten müssen und auf die gehen wir im Folgenden ein.

Schreib-Ort

An welchem Ort können Sie am besten schreiben? Nicht für jeden ist es optimal, allein im Kämmerlein zu sitzen. Manch einer mag es, wenn um ihn herum das Leben brandet. Welcher Ort auch immer Ihr Lieblingsort sein mag: Achten Sie einerseits darauf, dass er für Sie gut zugänglich ist. Achten Sie andererseits darauf, dass Sie unabhängig von diesem einen einzigen Ort bleiben. Zu leicht wird er sonst zur Ausrede: »Ich konnte nicht in mein Schreibcafé, deshalb habe ich diese Woche nicht geschrieben!«

Eine meiner Klientinnen sagte einst, sie könne ausschließlich zu Hause am Küchentisch schreiben, daher sei es für sie unmöglich, auf Reisen auch nur eine ordentliche Zeile zu Papier zu bringen. Achten Sie darauf, dass Sie sich nicht in dieser Form behindern!

Schreib-Stimmung

Wenn ich davon spreche, sich selbst in eine möglichst kreative und konzentrierte Schreib-Stimmung zu bringen, werde ich häufig mit hochgezogenen Augenbrauen fixiert. Esoterisch? Wohl kaum. Sie kennen den Effekt, den unterschiedliche Musik auf Ihre Stimmung hat. Manchmal reicht der Hauch eines Parfüms, um unsere Erinnerung um Jahre in die Vergangenheit zu transportieren und häufig ist die Atmosphäre eine der stärksten Erinnerungen, die dabei zu Tage tritt.

Experimentieren Sie damit, ob Sie mit einer bestimmten Musik im Hintergrund, durch einen bestimmten Geruch oder durch einen spezifischen visuellen Reiz in eine konzentrierte Stimmung gelangen (die Neurowissenschaft hat »Rot« als kreative Farbe ausgemacht). Selbst wenn Sie müde sind, kann ein solcher gezielter Reiz Ihnen dabei helfen, sich erneut zu motivieren und zu konzentrieren.

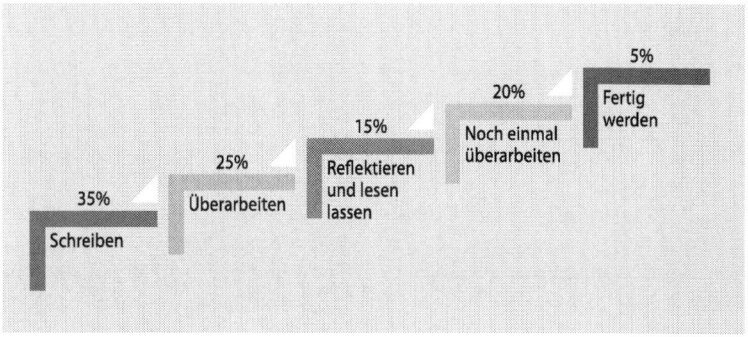

▫ Abb. 4.2 Schreibzeiten in Prozent. (Nach Scheuermann 2013)

Schreib-Zeit

Frühaufsteher oder Nachteule? Wann ist Ihre »stärkste Zeit«? Nicht immer ist es möglich, die eigene Höchstform fürs Schreiben zu nutzen. Dennoch sollten Sie wissen, wann Ihre Höchstform für gewöhnlich stattfindet. An Tagen, an denen Sie Ihre Zeit frei einteilen können, können Sie zu diesen Zeiten schreiben.

Zum Beispiel: Sie sind frühmorgens am kreativsten, doch zumeist beginnt Ihr Dienst noch vor Ihrer kreativsten Zeit. Und Sie freuen sich schon auf Ihre freien Tage, damit Sie mal ausschlafen können. Doch dann würden Sie Ihre kreativste Zeit im Wortsinne verschlafen. Alternativ könnten Sie ausprobieren, auch an Ihren freien Tagen früh aufzustehen, Ihre kreative Zeit intensiv zu nutzen und dann wieder ins Bett zu gehen: Sie bekommen Ihren Schlaf und nutzen Ihre kreative Zeit.

Schreib-Kalender

Um abschätzen zu können, wie lange Sie in etwa für das Fertigstellen Ihrer Dissertation brauchen werden, sollten Sie sich Ihren Kalender vornehmen, um Ihre Schreibzeiten dort als wichtige Termine einzutragen. Schauen Sie sich ▫ Abb. 4.2 an: Von diesen Prozenten Schreibzeit können Sie für Ihre unterschiedlichen Schritte ausgehen.

Wenn Sie wissen, in welchem Tempo Sie Text produzieren können, haben Sie eine grobe Berechnungsgrundlage und zwar sowohl für die Gesamtzeit, die Sie für Ihr Projekt veranschlagen wollen, als auch für die einzelnen Schreibschritte, die Sie gehen werden. Angenommen, Sie produzieren drei Seiten Text pro Stunde (nach der Escriva-Strategie), dann können Sie bei einem anvisierten Gesamtumfang von rund 50 Seiten von den in ▫ Abb. 4.3 errechneten Zeiten ausgehen.

In unserem Beispiel benötigen Sie also insgesamt etwa 48,5 Stunden, um Ihre Dissertation zu schreiben. Allerdings gibt es zum einen Zeiten, die Sie nicht direkt

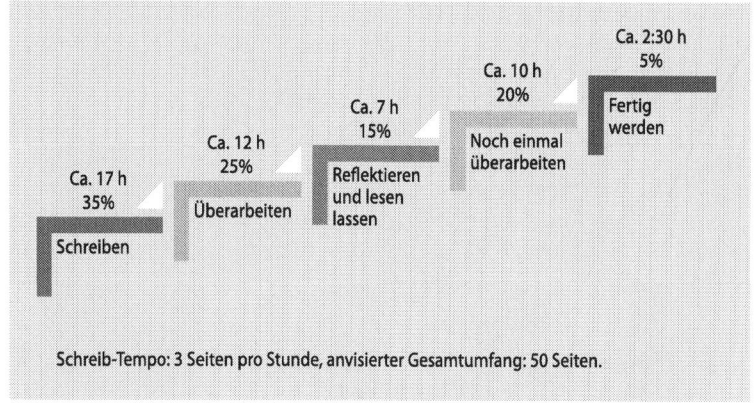

Schreib-Tempo: 3 Seiten pro Stunde, anvisierter Gesamtumfang: 50 Seiten.

◘ **Abb. 4.3** Schreibzeiten in Stunden. (Aus Budrich 2013)

beeinflussen können, da Sie das Tempo Ihrer Kommentatoren nicht steuern können (► Abschn. 4.3.4 *Reflektieren und lesen lassen*). Zum andern sind dies natürlich reine Nettozeiten: Weder haben Sie die Zeit, sich 17 Stunden am Stück zum Schreiben hinzusetzen. Noch kann irgendein Mensch 17 Stunden ununterbrochen schreiben. In der einschlägigen Literatur wird empfohlen in Blöcken von maximal 90-minütiger Dauer zu arbeiten – natürlich abhängig von weiteren Faktoren, wie eigener Müdigkeit, Anspannung, Gesundheitszustand etc. Alle 90 Minuten sollten Sie eine Pause von ca. 10 bis 15 Minuten einplanen.

Tragen Sie nun die von Ihnen geplanten Zeiten in Ihren Kalender ein. Diese Termine mit Ihrer Dissertation sind wichtige Termine, wie Terminvereinbarungen mit Ihrem Doktorvater oder Teammeetings auf Station. (Weitere Tipps zum Schreib-Kalender in Scheuermann 2013.)

Zielgruppe, Anforderungen und Stil

Wie Sie Ihren Text verfassen, welches stilistische Niveau Sie wählen und wie genau die Ansprache an Ihre Leser erfolgt, hängt von der anvisierten Zielgruppe ab. Bei Ihrer Dissertation besteht die Zielgruppe aus den Gutachtern.

Die Funktion Ihrer Dissertation liegt darin, zu beweisen, dass Sie die Methoden des wissenschaftlichen Arbeitens beherrschen und in der Lage sind, medizinische Sachverhalte angemessen und fachlich korrekt darzustellen. Deshalb schreiben Sie in einer sachlichen Fachsprache und verwenden die Termini. Sollten Sie je einen Text für eine andere Zielgruppe (z. B. Patienten) verfassen, denken Sie daran, dass die Ansprache anders erfolgen muss.

Da ich generell für eine verständliche Sprache – auch in der Wissenschaft – eintrete, werde ich bei meinen Workshops gelegentlich gefragt, ob dies auch für Dissertationen möglich ist: statt der häufig gestelzten Sprache, die erforderlich scheint, ein verständlicheres Deutsch zu schreiben. Im Rahmen einer Dissertation würde ich niemanden ermutigen, das zu versuchen, ohne zuvor mit den eigenen Gutachtern gesprochen zu haben. Nicht selten wird eine dann mehr »journalistisch« erscheinende Sprache und das Bemühen um Verständlichkeit für die Promovierenden negativ ausgelegt. Orientieren Sie sich also in Ihrer eigenen Terminologie und Stilistik, an den Vorgaben Ihrer Gutachter und den Gepflogenheiten an der jeweiligen Fakultät.

4.3.4 Durchführung

Sie haben Ihr Material bereits vorliegen: Den einzelnen Phasen der Promotion entsprechend haben Sie die Kurzzusammenfassung daraus bereits abgeleitet, sodass Sie diese nutzen können, Ihre Gliederung zu verfeinern und sich dann – je nach Schreib-Stil – um das Ausfüllen der Gliederung mit Text zu kümmern.

Jeder Schreib-Typ hat eine andere Herangehensweise an das Produzieren von Text. Die im Folgenden vorgeschlagenen Stufen der Schreibflow-Strategie Escriva werden von vielen verschiedenen Autoren mit Erfolg genau in dieser Form oder in Teilen umgesetzt. Nutzen Sie die Elemente der Strategie abhängig davon, wie es für Sie passt.

Schreiben

Das Schreiben im ersten Schritt ist ein Zusammenstellen dessen, was Sie bislang erarbeitet haben. Hier geht es zunächst nicht darum, dass Ihr Text bereits bis ins Detail ausformuliert wird. Es geht vor allem darum, dass Sie in einen Schreibflow kommen. Wenn Sie im Schreibflow sind, fließen Ihnen die Worte ohne Stocken aus der Feder; Sie ringen nicht um einzelne Formulierungen und halten nicht an, um Daten und Fakten unmittelbar zu verifizieren. Sobald Sie Ihren Arbeitsbereich und sich selbst entsprechend vorbereitet haben, schreiben Sie den Punkten Ihrer Grobgliederung entsprechend. Vergessen Sie während dieser Zeit Ihre Vorstellungen vom »perfekten Text«, der sofort druckfertig aus Ihrer Feder fließen möge. Es muss zu diesem Zeitpunkt nicht jede Formulierung sitzen. Manches mag Ihnen just dann nicht einfallen, wenn Sie es brauchen. Widerstehen Sie der Versuchung, aufzustehen und nach dem Buch zu suchen, wo Sie sich die Notiz gemacht hatten. Wechseln Sie nicht die Datei, öffnen Sie nicht Ihren Browser. Sie sollen jetzt schreiben!

Setzen Sie sich für jede Ihrer Schreibsitzungen ein konkretes Ziel, das Sie erreichen möchten oder stellen Sie sich einen Wecker für eine exakte Zeitspanne, die Sie jetzt ausnutzen wollen. Ist die Zeit abgelaufen, bemühen Sie sich nicht, den

■ **Tab. 4.3** Platzhalter und ihre Bedeutung. (Aus Budrich 2013)	
Dieses Zeichen steht für …	**… dieses fehlende Element**
###	Genaue Zahlen
%%%	Das passende Zitat
§§§	Das passende Wort
?????	Aussage prüfen

Satz, den Gedankengang zur Vollendung zu bringen! Machen Sie es wie die Profis: Legen Sie den Stift mitten im Satz weg und nehmen Sie so Stift und Gedanken am nächsten Tag bzw. zu Ihrer nächsten Sitzung wieder auf.

Wenn Sie nicht innehalten, um Details zu klären oder das richtige Wort zu suchen, müssen Sie Platzhalter an die Stellen setzen, an denen Sie bei dieser Methode »Löcher« im Text belassen. Entwerfen Sie dafür Ihre eigene Legende. Die könnte z. B. so aussehen, wie in ■ Tab. 4.3 dargestellt.

Außerdem verzichten Sie während dieses aktiven Schreibens darauf, Ihre Rechtschreibung kritisch zu überprüfen, das Geschriebene zu lesen oder Anschlüsse und Übergänge zu überarbeiten. Sie schreiben einfach »stur geradeaus«. Die Feinarbeiten können Sie entweder zwischendurch erledigen, wenn Sie sich kürzere Schreibzeiten eingeräumt haben oder im nächsten Schritt, wenn Sie ans Überarbeiten Ihres Textes gehen.

Achten Sie in Ihren Schreibflow-Zeiten darauf, was Sie besonders motiviert, was Sie unterstützt. Andererseits prüfen Sie: Was lenkt Sie ab? Was demotiviert Sie? Wo haben Sie besondere Schwierigkeiten? Nutzen Sie die Erkenntnisse aus diesen Analysen, um sich selbst noch besser für das Schreiben zu rüsten.

Überarbeiten

Viele Autoren überarbeiten laufend während des Schreibprozesses. Das ist in Ordnung, solange Sie sich dadurch nicht vom Fortschritt in der Textproduktion selbst abhalten. Die Arbeit mit den Platzhaltern beim Schreibflow ist gut geeignet, um schnell größere Mengen an rohem Text zu produzieren, die im Anschluss bearbeitet werden müssen. In dieser Phase des Überarbeitens gehen Sie in mehreren Schritten vor:

1. Sie lösen Ihre Platzhalter auf.
2. Sie fügen ggf. Abbildungen, Übersichten und Tabellen ein.
3. Sie überarbeiten die Grobstruktur Ihres Textes.
4. Sie überarbeiten die Details Ihres Textes.

Die Schritte 1 und 2 erklären sich von selbst. Bei Schritt 3 sollten Sie wissen, dass Anfang und Ende eines jeden Textes und aller seiner Teile am intensivsten gelesen werden. Einleitung und Schluss bekommen mehr Aufmerksamkeit von Ihren Lesern als der Mittelteil. Doch auch innerhalb der einzelnen Kapitel und Unterkapitel sind die jeweilige Einleitung und der jeweilige Schluss die Teile, die Sie besonders sorgfältig gestalten sollten. Auch der je erste und letzte Satz eines jeden Absatzes bekommt mehr Aufmerksamkeit als die Sätze in dessen Mitte.

> **Tipp**
>
> Lesen Sie das Manuskript nach Ihrer Überarbeitung durch – und zwar nur den je ersten und letzten Satz eines jeden Absatzes. Können Sie Ihrer Argumentation auch auf diesem Wege noch folgen? Dann haben Sie einen sehr gut strukturierten Text verfasst!

Sollten Sie beim Überarbeiten Redundanzen in Ihrem Text finden, ist jetzt der Zeitpunkt, um die Absätze zu streichen oder umzustellen. Sie haben die Wahl, ein Thema in einem der vorderen Kapitel anzureißen und auf ein Kapitel weiter hinten im Text zu verweisen. Alternativ können Sie das Thema vorn ausführlich behandeln und im hinteren Teil der Dissertation auf das frühere Kapitel verweisen. Es gibt dabei keine festen Regeln. Richten Sie sich bei Ihrer Argumentation nach den Regeln von Logik und Stringenz. Sollten Sie an einer Stelle Entscheidungsschwierigkeiten haben, wäre das ein gutes Thema für das Gespräch mit Ihrem Doktorvater.

Reflektieren und lesen lassen

Nach dem Überarbeiten ist der Zeitpunkt gekommen, zu dem Sie Ihren Text jemand anderem zum Lesen geben sollten. Vielen Autoren fällt das schwer. Die Angst, das Selbstverfasste herauszugeben ist groß. Einen Weg daran vorbei gibt es aber ohnehin nicht: Das Ziel der Dissertation ist ja genau, diese einzureichen. Die Gutachter sind im Zweifel »Fremde«, die allein auf die Einhaltung wissenschaftlicher und medizinischer Maßstäbe achten. Wie wohlwollend deren Blick auf Ihr Werk ist, ist sicherlich unterschiedlich. Die Leser, die Sie sich für den jetzigen Zeitpunkt suchen, sind aber wohlwollend und Ihnen zugewandt.

Ich empfehle, mindestens zwei und nicht mehr als drei eigene Kritiker um Gegenlesen und Feedback zu bitten. Mindestens einer Ihrer Leser sollte nicht vom Fach sein. Wissenschaftlich gebildet, ja, allein um keine Angst vor Fachbegriffen zu haben. Mediziner: nein. Ein Gegenleser, der nicht vom Fach ist, kann Ihnen rascher sagen, wo Ihre Übergänge nicht gut sind, wo Sie zu voraussetzungsreich sind, wo Ihre Argumentation hakt. Jemandem vom Fach fällt das möglicherweise gar nicht auf: Er liest das mit, was Sie gemeint haben. Und Ihnen fällt es ohnehin nicht auf. Sie haben Ihren Text so intensiv im Kopf, dass Sie genau wissen, was Sie ausdrücken wollten – ob Sie es dann auch für den Leser verständlich ausgedrückt haben, können Sie nicht beurteilen.

> **Tipp**
>
> Wählen Sie Ihre Gegenleser mit Bedacht! Menschen mit einer negativen Einstellung sind oft schlechte Kritiker. Wenn Sie als Autor empfindlich sind, sollten Sie sich von genau solchen Gegenlesern fernhalten.

Gutes Feedback zu geben, fällt manchem schwer. Ihr Gegenleser mag die Sorge haben, Kritik könnte Sie demotivieren. Oder er könnte Angst haben, dass Sie die Bodenhaftung verlieren, wenn die Rückmeldung zu positiv ausfällt. Wenn Sie mit Freunden arbeiten, könnten die Ihnen möglicherweise zu wohlwollendes Feedback geben. So oder so: Angemessenes Feedback ist das Einzige, was Ihnen weiterhilft. Deshalb könnte der dritte Leser ein professioneller Lektor oder Schreibcoach sein, der Ihren Text sachlich und professionell kommentiert. Zur Sicherheit können Sie Ihren Gegenlesern die Checkliste für gutes Feedback an die Hand geben.

> **Checkliste**
> **Feedbackregeln**
> Ich weiß nicht, was ich gesagt habe, bevor ich die Antwort meines Gegen-
> übers gehört habe. *Paul Watzlawick*
> — Beschreibend, nicht wertend.
> — Auf eine konkrete Sache, ein konkretes Verhalten bezogen, nicht auf den
>   Menschen selbst.
> — Auf Augenhöhe, nicht von oben herab, nicht unterwürfig.
> — Konstruktiv, nicht destruktiv.
> — Als Frage, als Angebot formuliert, nicht als Vorschrift.
> — Als subjektiver Eindruck, als eigene Meinung formuliert: Es gibt viele
>   Wahrheiten.
> — Nach Möglichkeit auch Positives nennen, nicht nur Negatives – dabei aber
>   respektvoll bleiben.
> — Wenn das Feedback nicht angenommen wird, dann ist das die Ent-
>   scheidung Ihres Gegenübers: Insistieren Sie nicht!
>
> (Aus Budrich 2013)

Während Ihre Leser mit dem Gegenlesen beschäftigt sind, befassen Sie sich mit anderen Dingen. In dieser Zeit rühren Sie Ihren Text nicht an! Am besten, Sie denken nicht einmal daran! Sie können sich für das Fertigstellen der ersten Fassung damit belohnen, dass Sie Ihre Schreibzeit mit schönen Dingen ausfüllen. Gehen Sie spazieren, in die Sauna, lesen Sie Romane, schauen Sie sich schöne Filme an, treffen Sie sich mit Freunden. Lassen Sie zwischen Ihrem Autoren-Ich und der Dissertation einen Abstand entstehen. Das wird Ihnen bei der nächsten Stufe gute Dienste leisten. Dann können Sie nämlich mit frischem Kopf an Ihren Text herangehen und die notwendigen nächsten Überarbeitungsschritte gehen.

Tipp

Nutzen Sie die Zeit, in der die erste Fassung Ihres Textes gegengelesen wird, um sich zu entspannen und den Kopf frei zu bekommen.

Noch einmal überarbeiten

Nun trennen Sie nur noch wenige Arbeitsschritte von der letzten Stufe. Doch, wenn Sie sich das Modell der Schreibstufen erneut vor Augen führen, sehen Sie: Sie werden ein weiteres Mal viel Zeit in Ihren Text investieren. Dies ist eine ganz entscheidende Stufe und oft fällt es nicht leicht, den einmal aus der Hand gelegten Entwurf wieder hervorzuholen und zu bearbeiten. Motivieren Sie sich damit, dass Sie die Rückmeldungen Ihrer Gegenleser studieren. Und bedenken Sie: Ihre Kritiker haben viel Zeit und Mühe in das Feedback investiert. Jetzt sind Sie es ihnen schuldig, dass Sie diese Anregungen würdigen.

Gibt es Kommentare, die Sie ärgern? Gelegentlich passiert es, dass das Feedback nicht den eigenen Erwartungen entspricht. Kommentare sind flapsig, Korrekturvorschläge würden den Text Ihrer Meinung nach verschlimmbessern, Ihr Stil ist durch die Überarbeitung völlig entstellt, der Leser hat manche Passagen überhaupt nicht verstanden oder gar überlesen.

Sie haben zwei Möglichkeiten, mit solchem Feedback umzugehen:
1. Sie ignorieren das, was Ihnen nicht passt und vertrauen Ihrem eigenen Urteil. Das ist manchmal eine gute Strategie – vor allem, wenn man erst ex post feststellt, dass der Kritiker überfordert war oder die Aufgabe nicht mit dem angemessenen Respekt angegangen ist.
2. Sie halten Rücksprache und versuchen die Rückmeldung zu verstehen. Möglicherweise kommen Sie zu dem Schluss, dass Sie und Ihr Kritiker unterschiedlicher Ansicht sind. Das wäre ja völlig in Ordnung.

Es gibt an dieser Stelle keine Regel, wie Sie mit Rückmeldungen zu verfahren haben. Manche sind wertvoll, andere weniger. Wichtig ist, dass Sie es schaffen, das Feedback als das zu nehmen, was es ist: Das Beste, was Ihrem Kritiker zum Bewältigen dieser Aufgabe eingefallen ist. Ihre Überarbeitung beschränkt sich nicht darauf, die Kommentare Ihrer Kritiker einzuarbeiten. Sie selbst sind jetzt noch einmal gefragt, Ihren Text intensiv auf Kohärenz, Korrektheit und eine gute Leserführung zu überprüfen. Stilistische Fragen kommen erst zum Tragen, wenn all diese Dinge überarbeitet sind. In der Checkliste Stil finden Sie dazu einige Anregungen.

Checkliste

Stil

- Text ist für Zielgruppe angemessen (Fachsprache!)
- Überflüssige Wiederholungen durch Synonyme vermieden, Fachtermini mit Absicht wiederholt.
- Alle Adjektive gestrichen – bis auf die notwendigen.
- Streckverben (Kombination Verb & Nomen) durch entsprechende Verben ersetzt.
- »Freiwillige« zum nochmaligen Gegenlesen ernannt; Kritik souverän eingearbeitet.

(Aus Budrich 2012)

Wolf Schneider (1999), einer der Stilexperten für die deutsche Sprache, schlägt für die allerletzte Überarbeitung folgende Schritte vor:
- Laut lesen.
- Dabei oder danach: die meisten Füllwörter und möglichst viele Adjektive streichen; bei fahrlässigen Wiederholungen andere Wörter einsetzen; rote Schlangenlinien an Stellen des Missvergnügens machen.
- Den logischen Ablauf prüfen.
- Den dramaturgischen Aufbau prüfen.
- Alle Stellen überarbeiten, die eine Schlangenlinie bekommen haben.
- Noch mal laut lesen.

Fertig werden

Sie haben Ihre Arbeit nun inhaltlich und redaktionell fertiggestellt. Jetzt geht es an die letzten Handgriffe: letzter Schliff für Verzeichnisse und Formatierung.

Sie haben Ihre Arbeit von Beginn an in eine Formatvorlage von MS Word eingegeben oder mit dem Textsatzsystem LaTeX gearbeitet, sodass Sie die Überschriften und den Textkörper, Aufzählungen und Zitate direkt in die richtige Schriftart, Schriftgröße und Ausprägung (fett, kursiv etc.) gesetzt haben. Nun gehen Sie sorgfältig, Schritt für Schritt diese formalen Elemente durch und prüfen deren Korrektheit.

Checkliste

Fertig werden

- Ist die Überschriftenzählung korrekt – ganz trivial: 1., 2., 3. …?
- Ist die Zählung der Unterüberschriften korrekt – 1.1., 1.2., 1.3., …?
- Haben alle Überschriften der gleichen Hierarchiestufe die gleiche Formatierung?
- Sind die Überschriften im Inhaltsverzeichnis korrekt wiedergegeben?
- Stimmen die Quellenangaben?
- Ist das Literaturverzeichnis vollständig und korrekt zugeordnet?
- Sind etwaige Tabellen, Abbildungen korrekt durchnummeriert?
- Haben Sie das Titelblatt für Ihre Arbeit den Anforderungen der Promotionsordnung entsprechend aufbereitet?
- Sind die Angaben vollständig und korrekt?
- Ist die Seitenzählung der gesamten Dissertation korrekt?
- Stimmen die Seitenangaben im Inhaltsverzeichnis mit dem Text überein? (Selbst bei automatisch erstellten Inhaltsverzeichnissen gibt es da gelegentlich Abweichungen!)
- Haben Sie die Eidesstattliche Erklärung unterschrieben und angehängt?
- Haben Sie die Arbeit so aufbereitet, wie die Promotionsordnung es vorschreibt?

Sind all diese Punkte erfüllt: Geben Sie die Arbeit ab!

Herzlichen Glückwunsch, Sie haben es geschafft!

Tipps und Tricks

Datensicherung Sichern Sie Ihre Daten so oft Sie können. Jeder von Ihnen kennt wahrscheinlich jemanden, der in tragischer Weise Teile oder seine ganze Doktorarbeit verloren hat, meistens durch dumme Umstände oder einen kurzen Augenblick der Unaufmerksamkeit. Am besten stellen Sie keine Getränke direkt neben Ihren PC, damit Flüssigkeiten nicht versehentlich umkippen und in den PC laufen können. Sichern Sie die Daten immer dann durch Speichern, wenn Sie den PC verlassen, z. B. um sich einen Kaffee zu kochen. Sichern Sie Ihr Dokument zusätzlich täglich auf einem weiteren Medium, z. B. auf einem USB-Stick oder in einer Cloud.

Should I stay or should I go? Selten wird eine Doktorarbeit so ablaufen, wie Sie es sich zu Anfang der Dissertation vorgestellt haben. Es ist ganz normal, dass während der Doktorarbeit Probleme auftreten. Sie fühlen sich vielleicht demotiviert, weil Ihre Versuche nicht klappen oder Sie zu wenig Patienten/Material haben. Oder die Zusammenarbeit mit Ihrer Arbeitsgruppe ist schwierig. Vielleicht spielen Sie mit dem Gedanken, die Arbeit abzubrechen und sich eine neue Doktorarbeit zu suchen. Doch was passiert, wenn die Doktorarbeit nicht fertiggestellt wird? Während der Doktorarbeit verbrauchten Sie Ressourcen: Zeit von MTAs, dem Doktorvater, Materialien, vielleicht haben sich Patienten zur Verfügung gestellt, die Ihnen Ihre Zeit geschenkt oder Proben zur Verfügung gestellt haben. Sie haben unter Umständen selbst viel Zeit in diese Arbeit investiert, da Sie sich umfassend in das Thema eingearbeitet haben und vielleicht auch zu neuen Erkenntnissen gekommen sind. Das alles wäre umsonst, wenn Sie Ihre Ergebnisse nicht auswerten und in einer Doktorarbeit zusammenfassen. Zusätzlich können Sie nie wissen, ob es bei einer neuen Doktorarbeit dieselben, andere oder schlimmere Probleme gäbe.

Zum Glück sind solche Gedanken häufig passager und noch lange kein Grund, eine Doktorarbeit abzubrechen. Stecken Sie den Kopf nicht einfach in den Sand. Das Schlimmste, was Sie in dieser Situation machen können, ist in eine passive Haltung zu verfallen und gar nichts zu tun. Doch was können Sie aktiv tun, um Ihre Situation zu verbessern?

Suchen Sie selbst nach einer Lösung, indem Sie zunächst mit Ihren Freunden oder Ihrer Familie darüber sprechen und sich auch an den Doktorvater wenden. Mit ihm sollten Sie Ihre Sorgen offen besprechen und gemeinsam eine Lösung finden. Wenn Sie auf diese Weise nicht weiterkommen, könnten Sie auch bei einer externen Person Rat suchen, z. B. einem Mentor oder Coach. Denn ein neutraler, objektiver Blick von außen bringt Sie wahrscheinlich schneller weiter, als endlose Grübeleien. Manchmal kann das Ergebnis aus der Beratung auch tatsächlich zu einem vorzeitigen Beenden der Doktorarbeit führen. Das kann dann der Fall sein, wenn es keine realistische Chance gibt, die Arbeit zu beenden, oder der Aufwand (z. B. die Zeit um Patienten zu rekrutieren) in keinem sinnvollen Nutzen-Aufwand-Verhältnis mehr steht. Falls Sie sich nach einem Fehlversuch wieder für eine Doktorarbeit entscheiden, sollten Sie bei der Auswahl des Themas sorgfältig die zu Anfang beschriebenen Kriterien berücksichtigen.

Ziehen Sie die Doktorarbeit durch Im Fall einer Kollegin erkrankte der Doktorvater an einer schweren Krankheit. In einem anderen Fall verließ der Doktorvater die Abteilung, da er sich mit seinem Vorgesetzten überworfen hatte. In beiden Fällen stellten die Doktoranden die Arbeit nicht mehr fertig, da sie keinen »Ersatzbetreuer« fanden. Die ganze Arbeit, die sie bis dahin geleistet hatten, war also umsonst. Die Wahrscheinlichkeit, dass solche Probleme auftreten, steigt mit zunehmender Dauer der Doktorarbeit. Wenn Sie sich für eine Doktorarbeit entschließen, sollten Sie sich vornehmen, die Doktorarbeit bestmöglich und rasch abzuschließen.

4.3.5 Das Rigorosum, die letzte große Hürde

Die Verteidigung der Doktorarbeit ist der letzte wichtige Schritt auf dem Weg zum Doktortitel. Der Ablauf der Verteidigung ist je nach Universität unterschiedlich und reicht von einem Vortrag vor einer Kommission mit anschließender Diskussion bis hin zu einem Prüfungsgespräch mit mehreren Prüfern. Die entsprechenden Formalitäten zum Ablauf finden Sie in der Promotionsordnung Ihrer Fakultät. Unabhängig davon, ob Sie vor mehreren Menschen oder mit einem Prüfer sprechen, gilt als Grundvoraussetzung, dass Sie über Ihre Doktorarbeit gut informiert sind. Gerade, wenn die Antragstellung schon mehrere Monate oder Jahre her ist, sollten Sie sich in die Materie wieder gründlich einarbeiten.

Hier fasse ich die schrittweise Vorbereitung auf das Rigorosum zusammen. Bei einem mündlichen Prüfungsgespräch wird unter Umständen keine Präsentation gefordert. Trotzdem sollten Sie sich anhand des unten beschriebenen Schemas vorbereiten, denn auch bei einem mündlichen Gespräch sollten Sie den Inhalt Ihrer Doktorarbeit in wenigen Sätzen klar skizzieren können.

Klären Sie die Rahmenbedingungen
- Vortrag oder Prüfungsgespräch
- Ablauf der Veranstaltung
- Ihre Rededauer
- Präsentationsmittel (z. B. PowerPoint, falls PowerPoint: Gibt es eine Standardvorlage mit dem Logo der Universität).
- Wer sind die Teilnehmer/Zuhörer?
- Informieren Sie sich über das Fachgebiet der Prüfer und deren Forschungsthemen, um bei der Präsentation auf Fragen gefasst zu sein.

Der Inhalt der Präsentation
Hier verarbeiten Sie die Inhalte aus der schriftlichen Fassung Ihrer Doktorarbeit, aus der Schussfolgerung (Zusammenfassung). Sie müssen also nichts neu erfinden, sondern nur bestehende Inhalte aufbereiten. Eine Präsentation besteht auch hier vereinfacht dargestellt aus den drei Elementen Einleitung, Mittelteil, Schluss. Über diese drei Elemente können Sie Ihre Inhalte strukturieren.

Die Einleitung Zunächst nennen Sie das Thema Ihrer Doktorarbeit. Anschließend geben Sie den Zuhörern einen Einblick, wie das Thema der Doktorarbeit entstanden ist, und ordnen es in den wissenschaftlichen Kontext ein. Schildern Sie Ihre Hypothesen und falls vorhanden die Nebenhypothesen. Erläutern Sie in ein bis zwei Sätzen, wie Sie methodisch vorgegangen sind.

Der Mittelteil Bringen Sie jedes Ergebnis in ein bis zwei Sätzen auf den Punkt.

Der Schluss Interpretieren Sie Ihre Ergebnisse im Hinblick auf die eingangs erwähnte Hypothese und ordnen Sie die Ergebnisse in den Kontext der Wissenschaft ein. Geben Sie auch einen Ausblick auf zukünftige Entwicklungen zu Ihrem Thema.

Präsentationsfolien (z. B. Power Point)

Halten Sie das Design so einfach wie möglich, vor allem dann, wenn es keine Formatvorlage gibt (bei PowerPoint: schwarze Schrift auf weißem Hintergrund). Wählen Sie den Text für die Folien sorgfältig aus und beschränken Sie sich auf wichtige Schlüsselwörter. Pro Folie sollten nur eine Botschaft und ein Ergebnis (z. B. eine beschriftete Grafik) stehen, alles andere können Sie mündlich erläutern.

Halten Sie einen Probevortrag

Nachdem Sie die Folien erstellt haben, sollten Sie den Vortragstext schriftlich ausformulieren (es sei denn, Sie gehören zu den wenigen Kommunikationstalenten, die eine Präsentation aus dem Stegreif halten können).

Um während des Vortrages eine Gedankenstütze zu haben, können Sie sogenannte Moderationskarten (z. B. Karteikarten) anfertigen. Diese beschriften Sie einseitig mit maximal drei Stichworten pro Karte, die Sie an den Text erinnern sollen. Halten Sie dann ein bis zweimal einen Probevortrag vor Publikum (Kommilitonen, Freunde, Eltern), um das flüssige Sprechen zu trainieren. Bitten Sie Ihr Publikum um Feedback zu Ihrem Auftreten und zur Verständlichkeit der Präsentation. Optimieren Sie danach die Folien und den Text. Üben Sie den Vortrag erneut und stoppen Sie die Sprechzeit, um die Redezeit nicht zu sprengen.

Bereiten Sie sich auf Fragen und Einwände vor

Überlegen Sie sich im Vorfeld, welche Fragen und Einwände auftreten können und machen Sie sich Stichworte zu den Antworten, die Sie geben werden. Einwände können sich z. B. auf methodische Schwachstellen beziehen. Diese könnten Sie auch gleich im Vortrag elegant entkräften.

Seien Sie gefasst darauf, dass der Prüfer Verknüpfungen zwischen Ihrer Doktorarbeit und seinem eigenen medizinischen Kontext herstellt und dazu Fragen stellt.

Der Tag der Prüfung

Treten Sie selbstsicher und natürlich auf. Wenn Sie die oben genannten Empfehlungen berücksichtigen, sind Sie bestens vorbereitet.

4.3.6 **Abschluss**

Mit der Abgabe Ihrer Dissertation haben Sie eine wichtige Lebensphase beendet. Und wieder haben Sie es verdient, sich selbst zu feiern! Tun Sie etwas, um sich dafür zu belohnen, dass Sie dieses große und wichtige Stück Arbeit endlich beendet haben. Bei den amerikanischen Motivations- und Erfolgstrainern heißt dies CAW – celebrate all wins!

Und Sie lesen richtig: Das Ergebnis, das Sie mit Ihrer Dissertation erreichen, ist an dieser Stelle zweitrangig. Wichtig ist, dass Sie den Abschluss dieser Arbeitsphase feiern. Wenn das Ergebnis vorliegt und zufriedenstellend ist, dann können Sie erneut feiern. Dann richtig groß mit Freunden, Familie und Kollegen.

Räumen Sie die Unterlagen, die Sie zum Schreiben Ihrer Promotion verwendet haben, noch nicht ganz weg: Das machen Sie erst, wenn Sie sicher sind, dass Sie bestanden haben.

Nehmen Sie sich eine halbe oder eine ganze Stunde Zeit und lassen Sie Ihre Arbeit Revue passieren: Was ist Ihnen besonders gut gelungen? Wann konnten Sie besonders gut schreiben? Was hat Sie motiviert? Wo wurde es eng? Was ist Ihnen besonders schwergefallen? Notieren Sie sich die Ergebnisse Ihrer Reflexion an einem Ort, wo Sie sie wiederfinden, falls Sie an einer ähnlichen Aufgabe arbeiten sollten: an einem Forschungsantrag, einem Bericht, einem umfangreichen Gutachten u. ä. Machen Sie auf diese Art Ihre eigenen Erkenntnisse für Ihren Arbeitsalltag nutzbar.

Und schließlich kommt der Tag, an dem Sie erfahren, wie Sie abgeschnitten haben – und wie Sie mit diesem Ergebnis umgehen, ist für Ihren weiteren Lebensweg wichtig. Denn wiederum bekommen Sie Feedback, diesmal von den Gutachtern. Wie können Sie diese Rückmeldungen für Ihre Zukunft nutzen? Selbst wenn Sie nie wieder auch nur einen fachlichen Satz schreiben sollten, was eher unwahrscheinlich ist, sollten Sie sich die Bewertungen genau anschauen. Versuchen Sie nachzuvollziehen, woran sich die Gutachter besonders gestoßen haben. Und machen Sie mit der gleichen Sorgfalt aus, was besonders gelobt wurde. Wiederum notieren Sie sich vor allem die positive Kritik (an die Negative können Sie sich im Zweifel später viel besser erinnern…), so dass Sie sie wiederfinden, wenn Sie das nächste Mal an einer vergleichbaren Aufgabe sitzen. Nichts motiviert so sehr, wie anerkennende Worte von Fachleuten, deren Urteil Sie respektieren.

Jetzt haben Sie es wirklich geschafft: Herzlichen Glückwunsch!

4.4 **Exkurs Literaturrecherche**

Mit einer schrittweisen Literaturrecherche suchen Sie effizient nach Literatur. In Phase 1 führen Sie eine Literaturrecherche durch, um einen Überblick über Ihr

Forschungsthema zu erhalten. Falls Sie sich noch nicht für ein Forschungsthema entschieden haben, können Sie durch eine kurze Literaturrecherche herausfinden, wie viel bereits über das Thema publiziert wurde und wie viel die Forschungsgruppe, der Sie eventuell beitreten wollen, publiziert hat.

Falls Sie sich schon für ein Forschungsthema entschieden haben, lernen Sie so den aktuellen Forschungsstand zu Ihrem Thema und die bisherigen Herangehensweisen kennen. Diese Erkenntnisse können Sie verwenden, um sie in Ihre Kurzzusammenfassung einzuarbeiten.

In Phase 4, dem Schreiben, brauchen Sie die Literatur für Ihre **Einleitung**: Hier stellen Sie die aktuelle Ausgangslage der Wissenschaft vor und belegen die theoretischen Aussagen, die Sie dort machen, mit entsprechender Literatur. In der **Diskussion** untermauern Sie Ihre Ergebnisse mit passender Literatur. Sie legen also dar, warum Ihre Ergebnisse in den wissenschaftlichen Kontext passen beziehungsweise beleuchten Unterschiede zwischen Ihren Ergebnissen und der bisherigen Forschung.

Falls Sie Ihre Doktorarbeit vor einiger Zeit geschrieben haben und ein längerer Zeitraum (mehr als sechs Monate) zwischen der letzten Literaturrecherche und der Abgabe der Arbeit liegt, sollten Sie vor der Abgabe erneut eine kurze Recherche durchführen, um die aktuelle Literatur zu erfassen. In Phase 1 handelt es sich also um eine kursorische Recherche, die noch nicht ins Detail geht. In Phase 4 sollte die Literaturrecherche möglichst gründlich und umfassend erfolgen, um wirklich alle relevanten Artikel zu berücksichtigen.

Allerdings kann diese Zusammenfassung über die Literaturrecherche nur einen kleinen Einblick in dieses komplexe und bei Medizinern gelegentlich vernachlässigte Thema geben. Dieser Abschnitt handelt in erster Linie von der Online-Literatursuche. Für eine Literaturarbeit benötigen Sie je nach Thema sicherlich weitere Methoden der Literaturbeschaffung, wie z. B. die Fernleihe. An den Universitätsbibliotheken werden Fortbildungen angeboten, in denen vermittelt wird, welche Möglichkeiten für die Literaturbeschaffung zur Verfügung stehen.

Ich möchte Ihnen zeigen, wie Sie in **5 Schritten** die passende Literatur finden und diese verwalten. In der Leitlinie des Instituts für Medizinisches Wissensmanagement (2013) wird das Vorgehen für eine Literaturrecherche ausführlich dargestellt.

4.4.1 Schritt 1: Themendefinition und Keywords

Im ersten Schritt geht es darum, das Thema der Suche zu definieren. Es ist leicht etwas zu finden, wenn Sie wissen, wonach Sie suchen. Wenn Sie planlos vorgehen, werden Sie viel Zeit verlieren und Fehler bei der Recherche machen. Anhand der Fragestellung, zu der Sie Literatur suchen wollen, leiten Sie die entsprechenden

Suchbegriffe (Keywords) ab. Nützlich ist hier das PICO-Schema, das vor allem im klinischen Forschungsumfeld genutzt wird, aber das in abgewandelter Form auch auf die experimentelle Forschung angewendet werden kann.

Beispiel
Fragestellung
Verbessert die Gabe von ß-Blockern bei Patienten mit Myokarditis die kardiale Funktion?
Mit dem PICO-Schema lassen sich die entsprechenden Keywords ableiten, die Sie für Ihre Suche benutzen können.
P: Population (z. B. myocarditis)
I: Intervention (z. B. ß-Blocker)
C: Comparison, Control (z. B. placebo)
O: Outcome (z. B. cardial function, survival time)

Jetzt haben Sie die ersten Keywords identifiziert, die Sie in die Literaturdatenbank eingeben können. Verwenden Sie zusätzlich weitere Keywords, indem Sie unterschiedliche Schreibweisen und Synonyme berücksichtigen.

4.4.2 Schritt 2: Datenbanken

Literatur suchen Sie hauptsächlich in medizinischen Online-Datenbanken. In diesen Datenbanken ist die Literatur umfassend archiviert und katalogisiert. Über die Eingabe der Suchbegriffe gelangen Sie zu den entsprechenden Literaturstellen. Prinzipiell kommen folgende Datenbanken für eine Suche in Betracht:

- Leitliniendatenbanken, z. B. AWMF-Leitlinien
- Datenbanken für die Suche nach systematischen Übersichtsarbeiten, z. B. Cochrane Library
- Bibliografische Datenbanken, z. B. Medline, Embase
- Studienregister, z. B. ClinicalTrials.gov
- Dissertationen (online über Unibibliotheken)
- Open Access Zeitschriften, z. B. Highwire press

Nicht jede Datenbank ist für jedes Thema gleich gut geeignet. Deshalb müssen Sie sich je nach Thema für die Datenbanken entscheiden, mit denen Sie arbeiten wollen. Ich empfehle, zunächst drei der oben genannten Datenbanken auszuwählen, also diejenigen, die am ehesten für Ihr Thema geeignet sind. Gegebenenfalls können Sie weitere Datenbanken hinzunehmen. Machen Sie sich mit den Such- und Anzeigeoptionen der jeweiligen Suchmaschine vertraut, indem Sie sich mithilfe der Instruktionen auf der jeweiligen Internetseite einarbeiten.

◻ Tab. 4.4 Boolesche Operatoren

Suche	Beispiel	Suchergebnis
Phrasensuche »...«	»cardiomyopathy in M. Duchenne patients«	Es werden nur die Ergebnisse angezeigt, die diese Wörter in der gesuchten Reihenfolge enthalten.
Setzen Sie AND zwischen beide Suchwörter ein	cardiomyopathy AND M. Duchenne	Es erscheinen alle Veröffentlichungen, die cardiomyopathy und M. Duchenne enthalten.
Fügen Sie OR zwischen die Suchwörter ein	cardiomyopathy OR M. Duchenne	Es werden alle Ergebnisse angezeigt, die entweder das Wort cardiomyopathy oder M. Duchenne enthalten.
Setzen Sie ein NOT zwischen beide Suchwörter ein	cardiomyopathy NOT M. Duchenne	Sie finden alle Ergebnisse, die nur den ersten Begriff enthalten.

Tipp

Eine ausführliche Auflistung, Beschreibung und die entsprechenden Internetadressen der oben genannten Suchmöglichkeiten finden Sie im *Manual Systematische Literaturrecherche für die Erstellung von Leitlinien* (Institut für Medizinisches Wissensmanagement 2013).

4.4.3 Schritt 3: Suchstrategie

Wenn Sie zunächst einen übergeordneten Begriff in die Suchmaschine eingeben, dann erhalten Sie womöglich hunderte oder tausende Suchtreffer. Durch Suchoptionen wie Boolesche Operatoren, Trunkierung oder Filter können Sie die Suche weiter einschränken, bzw. spezifischer machen.

Boolesche Operatoren

Mittels Boolescher Operatoren können Suchergebnisse spezifiziert werden (◻ Tab. 4.4).

Trunkierung

Wenn Sie nicht wissen, wie ein Wort geschrieben wird, können Sie die sogenannte Wildcard verwenden. Beispiel cardio*: Die Suchmaschine sucht dann nach allen Begriffen, die diesen Wortteil am Anfang des Wortes enthalten, z. B. cardiology, cardiomyopathy etc.

Der Einsatz von Filtern

Mit Hilfe von Filtern können Sie die Suche weiter einschränken. Die Filter können Sie in der Suchmaske der jeweiligen Suchmaschine einstellen. Mögliche Filter sind z. B. die Art der Publikation (randomized control trial, review, case study), Veröffentlichungszeitraum/Jahr usw.

Die Eingrenzung der Suche hat den Vorteil, dass sie die schier unüberschaubare Anzahl an Literaturstellen reduziert. Durch die (notwendige) Eingrenzung der Suche müssen Sie allerdings darauf achten, dass Sie die Suche nicht zu sehr eingrenzen, da Sie sonst womöglich wichtige Quellen übersehen würden. Die Kunst besteht darin, alle relevanten Quellen zu berücksichtigen.

4.4.4 Schritt 4: Literaturverwaltung

Im Laufe der Doktorarbeit sammelt sich immer mehr Literatur an. Ausgedruckte Artikel stapeln sich an verschiedenen Orten oder tummeln sich mehr oder weniger geordnet in Ihrem PC. Zu Anfang mag das noch ganz gut gehen, mit steigender Zahl der Papers wird es jedoch immer unübersichtlicher. Wenn Sie dann mit dem Schreiben der Doktorarbeit beginnen, müssen Sie sich die Quellen wieder mühsam zusammensuchen und sortieren. Die Ursache für diese Unordnung liegt darin, dass Sie zu Beginn der Doktorarbeit kein System haben, das die Literatur aufnehmen kann. Um die Literatur effizient zu verwalten, sollten Sie also gleich zu Beginn ein solches System schaffen, damit Sie neue Literatur direkt dort einsortieren können. Ein solches System kann ein Leitzordner mit Register sein, ein Dateiordner im PC oder besser noch ein elektronisches Literaturverwaltungsprogramm wie EndNote oder Citavi.

Vorteile durch die Verwendung eines Literaturverwaltungsprogramms:
- Sie haben von unterwegs oder zu Hause Zugriff auf alle Unterlagen. Das ist besonders dann relevant, wenn Sie an unterschiedlichen Orten an Ihrer Doktorarbeit schreiben.
- Sie können die Literatur in der Cloud abspeichern, so haben Sie eine doppelte Sicherung.
- Sie können Literaturdatenbanken mit anderen Personen austauschen: Ihr Betreuer kann Ihnen z. B. seine Literatur online zur Verfügung stellen.

- Sie können über den »Send-To Button« in PubMed Literatur direkt nach EndNote oder Citavi importieren und dort weiter bearbeiten.
- Um die Literatur im Literaturverwaltungsprogramm schneller wieder zu finden, können Sie die Quellen thematisch sortieren, z. B. nach bestimmten Keywords ablegen.
- Bei der manuellen Eingabe können leicht Dubletten entstehen: Das Literaturverwaltungsprogramm erkennt Dubletten und entfernt diese automatisch.
- Bei der händischen Verwaltung entstehen leicht Rechtschreibfehler, die durch die automatische Übertragung vermieden werden können.
- Die Zitate im Text sind mit Ihrem Literaturverzeichnis verlinkt. Das heißt, dass Sie nicht jedes Mal, wenn Sie eine Literaturstelle hinzunehmen oder löschen, das Verzeichnis ändern müssen. Das Literaturverzeichnis ändert sich automatisch. Dadurch sparen Sie in Anbetracht der Anzahl der Literaturstellen (oft über 100) sehr viel Zeit.

Für welche Software sollen Sie sich entscheiden? Es gibt zahlreiche Softwareanbieter. Der Unterschied liegt zum einen im Preis, es gibt kostenpflichtige und kostenlose Open Source Programme, und zum anderen in den Funktionen. Ich stelle Ihnen zwei Anbieter vor: EndNote und Citavi. Universitäten stellen in der Regel Software-Lizenzen für EndNote und/oder Citavi zur Verfügung. Verwenden Sie am besten diejenige Software, die Ihr Betreuer verwendet. Dadurch kann er Ihnen seine schon gespeicherte Literatur online zur Verfügung stellen und er oder die Arbeitsgruppe können Ihnen bei der Bedienung der Software helfen.

Überblick über EndNote und Citavi Citavi und EndNote sind in ihren Hauptfunktionen vergleichbar. Beide Programme sind mit den Windows- und MAC-Betriebssystemen kompatibel und erlauben den Import von Literatur aus Datenbanken. Erwähnenswert ist noch, dass EndNote nur in Englisch und Citavi in Deutsch erhältlich ist. Vorteil von Citavi ist, dass es eine kostenlose Version (Citavi Free) für die Verwaltung von bis zu 100 Literaturstellen gibt. Die wichtigsten Funktionen von Citavi sind mit Hilfe der Kurzanleitung, die Sie auf der Homepage des Anbieters finden, innerhalb von ein bis zwei Stunden erlernbar. Citavi bietet auch die Möglichkeit, die Literatur gleich beim Lesen zu bearbeiten und Kommentare dazu zu speichern. Im Gegensatz dazu ist EndNote leider in der Bedienung kompliziert und nicht ohne einen gewissen Aufwand erlernbar. Für die Einarbeitung in EndNote sollten Sie eventuell einen Kurs in Ihrer Universitätsbibliothek oder im Rechenzentrum besuchen. Für welche Variante Sie sich auch immer entscheiden werden: Die Variante ohne Literaturverwaltungsprogramm ist sicherlich die ineffektivste und fehleranfälligste. Selbst wenn Sie bereits Literatur zusammengesucht haben, lohnt es sich, vor dem Schreiben die Literaturquellen in ein entsprechendes Programm einzufügen.

4.4.5 Schritt 5: Dokumentation der verwendeten Keywords

Um Ihre Literatursuche systematisch durchzuführen und später noch zu wissen, welche Keywords Sie schon verwendet haben, sollten Sie eine Tabelle anlegen, in der Sie die Suchmaschine und die verwendeten Keywords dokumentieren.

Exzerpieren von Literatur Die gute Dokumentation Ihrer Recherche-Ergebnisse brauchen Sie, um effektiv zu arbeiten. Damit Sie die von Ihnen ausgewählten Texte nicht immer wieder lesen müssen, sondern sofort das Wichtigste und für Sie Relevante finden können, lohnt sich das Exzerpieren. Das bedeutet lediglich, dass Sie die Dinge herausschreiben, die Sie für Ihr weiteres Arbeiten verwenden wollen. Dabei ist es wichtig, die Quelle akribisch nachzuhalten. Das Exzerpieren selbst ist medienunabhängig – Sie können am PC, mit Drag & Drop oder in Ihr Notizbuch schreiben. Drag & Drop ist sicherlich der bequemste Weg, doch wenn Sie selbst die wichtigen Textstellen herausschreiben, haben Sie die Inhalte präsenter.

Angenommen, Sie haben den Papierausdruck eines Aufsatzes vor sich liegen, in den Sie nach Belieben hineinschreiben und -malen können. Sie überfliegen den Text und heben mit einem Marker die Stellen hervor, die Sie für Ihre Thematik als besonders wichtig erachten. Nach diesem Durchgang nehmen Sie sich den Text erneut vor und schauen sich die markierten Stellen an. Schreiben Sie nun mit eigenen Worten Stichpunkte oder ganze Sätze auf, die für Sie das Gesagte zusammenfassen. Wenn Sie Formulierungen finden, die Sie ganz besonders prägnant und gelungen finden, dann schreiben Sie sie wortwörtlich ab und markieren dies für Ihre eigene Dokumentation deutlich als Zitat.

Mit dem Exzerpieren helfen Sie sich in mehrfacher Hinsicht:

- Sie tauchen tiefer in Ihre Materie ein.
- Sie lernen die Denkweise und Argumentationen einschlägiger Kollegen kennen.
- Sie machen sich mit den Fachtermini und dem gängigen Stil vertraut.
- Sie zwingen sich durch das Neuformulieren dazu, den Text wirklich zu verstehen – und nicht nur oberflächlich zu lesen.
- Und Sie sammeln Material und Zitate, die Sie für Ihren eigenen Text – gut dokumentiert mit allen Quellennachweisen – verwenden können.

Wenn Sie den Eindruck haben, dass Sie die Quellen nicht auswerten sondern am liebsten komplett abschreiben würden, sollten Sie sich in der Textanalyse üben, wie es z. B. bei Ulrike Scheuermann (2011) sehr anschaulich beschrieben ist.

4.5 Exkurs: Korrekte Zitation, Urheberrecht und Plagiat

Korrektes Zitieren ist für das wissenschaftliche Arbeiten wesentlich. Wenn Sie darauf verzichten, weil Sie nicht gut genug organisiert sind, weil Ihnen die Zeit und Motivation fehlten, noch einmal einen Text zu suchen, weil Sie ein zu gutes Gedächtnis haben, kann Ihnen der Vorwurf des Plagiats begegnen.

Was genau als Plagiat gilt, worauf Sie beim Zitieren von Wort und Bild in Bezug auf das Urheberrecht achten müssen und welche Zitierweise Sie in Ihrer Promotion anwenden sollten – das sind die Themen dieses Abschnitts. Eine Dissertation baut auf Gedanken, Erfahrungen und Ergebnissen anderer Wissenschaftler auf. Das bedeutet, dass Sie diese zitieren müssen. Es gibt dabei zwei unterschiedliche Arten des Zitierens:

1. die wörtliche Zitation und
2. die sinngemäße Zitation.

Bei einem wortwörtlichen Zitat kopieren Sie den genauen (!) Wortlaut, inklusive etwaiger Fehler und geben eine seitengenaue Quelle an. Das Zitat wird durch Anführungszeichen markiert. Dabei ist das korrekte Anführungszeichen zu Beginn des Zitats vorne unten „ und sieht aus wie eine kleine „99". Die korrekte Abführung am Zitatende steht hinten oben " und sieht aus wie eine kleine „66".

Ein längeres Wortlautzitat wird vom übrigen Text abgesetzt: Häufig wird ein Einzug verwendet, sodass der Text nicht mehr über die volle Seitenbreite (Satzspiegel genannt) geht, und es wird eine kleinere Schrift verwendet – z.B. eine Schriftgröße von 10 Punkt, wenn Sie als Grundschrift eine 12 Punkt Schrift verwenden.

Bei einem sinngemäßen Zitat paraphrasieren Sie das Gesagte, ohne den genauen Wortlaut wiederzugeben. Sie verwenden keine Anführungszeichen und setzen das Zitierte nicht vom übrigen Text ab. Die Quellenangabe ist entweder auf ein bestimmtes Werk eines Autors bezogen oder auch nur auf einen Namen, wenn dieser Autor für die von Ihnen angeführte Aussage steht. Durch diese Art des korrekten Zitierens schützen Sie sich vor dem Plagiatsvorwurf. Die in den Medien so bekannt gewordenen plagiierten Doktorarbeiten von Politikern waren übrigens zu großen Teilen abgeschrieben: Es ging dabei nicht um zufällige Wortlautzitate, die aus Versehen in den Text eingebracht wurden und dabei lediglich als Paraphrasen ungenau belegt worden waren.

Der Vorwurf des Selbstplagiats, der manchen Autoren Sorge bereitet, bezieht sich zum einen auf Veröffentlichungen: Wenn Sie nicht planen, Ihre Dissertation zu veröffentlichen, brauchen Sie sich damit nicht auseinanderzusetzen. Abgesehen davon, gilt ein Text erst dann als Selbstplagiat, wenn 10 % oder mehr wortwörtlich übernommen wurden. D.h. Selbstplagiat ist nur dann bei eigenen Veröffentlichungen zu beachten, wenn Sie wortwörtlich von sich selbst abschreiben.

Im deutschsprachigen Raum gilt das Urheberrecht vor der Übertragung des Verlagsrechts, sodass auch kein Verlag sich per Vertrag Ihr Thema rechtlich übertragen lassen kann. Es kann im Verlagsvertrag immer nur um wortwörtliche Zitate gehen, nicht etwa um Ideen per se. Das Urheberrecht schützt also das geistige Eigentum, die Kreativität von Autoren und anderen Urhebern. Gelegentlich gibt es eine Konkurrenzklausel im Autorenvertrag, die jedoch nur unter ganz bestimmten Bedingungen gelten, nämlich bei echten Konkurrenzwerken, die in einem anderen Verlag veröffentlicht werden sollen, während das betreffende Werk noch erfolgreich verkauft wird.

Wenn Sie Ihre Dissertation nicht veröffentlichen, brauchen Sie sich nicht damit zu befassen, Nutzungsrechte für Abbildungen einzuholen, die Sie ggf. aus anderen Werken übernehmen möchten. Erst für eine Veröffentlichung ist dies erforderlich. Abbildungen in wissenschaftlichen Werken gelten jedoch allgemein dann als »Bildzitat«, wenn sie nicht mehr als ein Drittel der jeweiligen Seite einnehmen und für das Verständnis des Textes unbedingt notwendig sind. Die korrekte Quellenangabe ist jedoch in jedem Falle unabdingbar.

Neben Nutzungsrechten sind Persönlichkeitsrechte zu beachten, falls Personen auf den Abbildungen erkannt werden können. Dann benötigen Sie für eine Veröffentlichung die Einverständniserklärung der abgebildeten Personen. Insgesamt gilt für alle Fragen rund um Urheberrecht und Zitation: Wenn Sie sorgfältig arbeiten, haben Sie nichts zu befürchten.

Es gibt abhängig von Fakultät und wissenschaftlichem Publikationsort unterschiedliche Zitationsstile. In naturwissenschaftlichen Kreisen wird entweder die Harvard-Zitierweise oder die numerische Zitierweise verwendet. Zeitschriften arbeiten mit weiteren Zitierstilen. Dies müssen Sie berücksichtigen, wenn Sie einen Artikel publizieren wollen. Durch die Verwendung von Literaturverwaltungsprogrammen wie EndNote und Citavi können Sie den Zitierstil von Zitaten und Literaturverzeichnissen auf Knopfdruck im gesamten Dokument ändern.

Das Standardzitat setzt sich aus folgenden Bestandteilen zusammen: Name des Verfassers, Vorname des Verfassers, Titel, Verlagsort, Verlag, Erscheinungsjahr und die entsprechenden Seitenangaben. Die folgenden Angaben entstammen dem Buch *Wissenschaftliche Arbeiten schreiben mit Word 2010* (Nicol u. Albrecht 2011). Dort finden Sie auch weitere nützliche Hinweise zum Zitieren und zur Verwendung von MS Word.

4.5.1 Harvard Zitierweise

Zitat im Text Name des Autors, Erscheinungsjahr, beides in Klammern hinter dem Zitat z. B. (Müller, 2006). Gibt es mehrere Autoren, werden alle Autoren bis einschließlich des 3. Autors erwähnt, ab dem 4. Autor wird »et al.« hinzugefügt.

Darstellung des Literaturverzeichnisses Das Literaturverzeichnis wird alphabetisch nach den Nachnamen der Autoren angelegt. Bei mehreren Autoren ist der Name des 1. Autors relevant. Kommt zweimal derselbe Nachname vor, wird der Vorname als Hilfe herangezogen.

4.5.2 Numerische Zitierweise

Zitat im Text Jeder Quelle wird eine Ziffer zugeordnet, die hinter dem Zitat in Klammern eingefügt wird, z. B. (5). Das Literaturverzeichnis wird dann ebenfalls numerisch angelegt und unter der entsprechenden Ziffer, z. B. 5, wird dann die vollständige Quellenangabe aufgeführt.

Zitieren aus unterschiedlichen Quellen Auflistung häufiger Quellen für Literaturzitate in der Medizin:
- Bücher, Nachschlagewerke
- Gesetzestexte
- Zeitschriftenartikel
- Tagungsschriften, Forschungsberichte, Dissertationen
- Internetadressen / elektronische Dokumente

Zitieren aus Büchern und Nachschlagewerken Nachname, Vorname (1. Verfasser) Nachname, Vorname (2. Verfasser): Titel des Werkes: Untertitel/Name des Herausgebers, Nummer des Bandes. Auflage. Erscheinungsort: Verlag, Erscheinungsjahr.- ISBN-Nummer

Zitieren von Artikeln aus Fachzeitschriften Nachname, Vorname: Titel der Veröffentlichung. In: Titel der Zeitschrift, Serie, Band (Jahr), Nr. Heftnummer, S. erste und letzte Seite der Quelle

Zitieren von Internetquellen / elektronischen Dokumenten Hier kommen dieselben Zitierregeln wie oben beschrieben zur Anwendung. Zusätzlich geben Sie den Internetpfad und das Datum der letzten Aktualisierung an. Meistens ist das Datum der letzten Aktualisierung auf der Website veröffentlicht. Falls Sie dort keine Angabe finden, geben Sie das Datum an, an dem Sie das Dokument gefunden haben (in eckigen Klammern). Bei elektronischen Dokumenten wird der Dokumenttyp zusätzlich in eckigen Klammern angegeben.

Wenn Sie ein Literaturverwaltungsprogramm verwenden (was wir Ihnen dringend ans Herz legen möchten), dann übernimmt die Software automatisch die richtige Formatierung der Zitate und des Literaturverzeichnisses.

4.6   Exkurs: Textverarbeitung mit MS Word

Die meisten Doktorarbeiten werden in MS Word erstellt. Sie sollten wichtige Word-Funktionen sicher beherrschen, um keine unnötige Zeit mit Formatierungen usw. zu verschwenden.

4.6.1   Arbeiten mit Formatvorlagen

Formatvorlagen legen fest, wie Zeichen (z. B. Times New Roman, 12 pt, kursiv), Absätze (Zeilenabstand, linksbündig), und Seiten (Hochformat, Seitenränder) dargestellt werden.

Welche Vorteile bietet das Arbeiten mit Formatvorlagen?
1. Schnellere Formatierung von Überschriften
2. Nachträgliche Änderung der Formatierung: Es können alle Überschriften in einem längeren Text auf Knopfdruck mithilfe von Formatvorlagen geändert werden.
3. Erstellung von automatisch generierten Verzeichnissen (Inhaltsverzeichnis usw.)

Word bietet bereits voreingestellte Formatvorlagen unter »Formatvorlagen«. Diese voreingestellten Formatvorlagen können leicht angepasst oder verändert werden unter FORMATVORLAGE ÄNDERN.

Beispiel
Gängige Formatvorlage
Randbreite: links 4 cm (Platz für Kommentare), rechts/oben/unten 2,5 cm
Schriftart: Standardtext Arial 11 pt, Hauptüberschriften Arial 14 pt
Zeilenabstand: 1,5-zeilig, Ausrichtung: Blocksatz

4.6.2   Das Erstellen des Inhaltsverzeichnisses

Wenn Sie mit Formatvorlagen gearbeitet haben, erstellt Ihnen Word unter VER-WEISE → INHALTSVERZEICHNIS auf Knopfdruck ein Inhaltsverzeichnis aus Ihren Überschriften.

4.6.3   Seiten- und Abschnittswechsel

Der Seitenumbruch beendet die Seite an einer definierten Stelle, z. B. vor einer Grafik oder einer Tabelle. Die nächste Seite hat dasselbe Format wie die vorhergehende. Der Abschnittsumbruch beginnt einen neuen Abschnitt und eine neue Seite. Der neue Abschnitt kann eine andere Formatierung als der vorhergehende besitzen.

4.6.4 Kopf- und Fußzeilen, Seitenzahlen

EINFÜGEN → KOPFZEILE → KOPFZEILE BEARBEITEN

Unter KOPFZEILE BEARBEITEN können Sie die Kopfzeile anpassen. Das Gleiche gilt für die Fußzeile. Die Kopf- und Fußzeile enthält drei Tabstopps, sodass Sie mit der Tabulatortaste von links zur Mitte und rechts navigieren können und alles jeweils nach Ihren Vorstellungen anpassen können.

SEITENZAHL → SEITENZAHL VERÄNDERN

Weitere wichtige Word-Funktionen sind:

- Kommentierungen nutzen
- Änderungen nachverfolgen
- Beschriftungen von Abbildungen

4.7 Weiterführende Literatur

- Budrich B (2009) Erfolgreich publizieren: In den Sozial- und Erziehungs- wissenschaften. Verlag Barbara Budrich, Opladen
- Esselborn-Krumbiegel H (2008) Von der Idee zum Text. Eine Anleitung zum wissenschaftlichen Schreiben, 3. Aufl. UTB, Stuttgart
- Karmasin M, Ribing R (2010) Die Gestaltung wissenschaftlicher Arbeiten, 5. Aufl. UTB, Stuttgart
- Kornmeier M (2011) Wissenschaftlich schreiben leicht gemacht, 4. Aufl. UTB, Stuttgart
- Kruse O (2007) Keine Angst vor dem leeren Blatt, 12. Aufl. Campus, Frankfurt
- Pyerin B (2007) Kreatives wissenschaftliches Schreiben: Tipps und Tricks gegen Schreibblockaden, 3. Aufl. Beltz Juventa, Weinheim
- Reinhardt K (2011) Vom Wissen zum Buch: Fach- und Sachbücher schrei- ben, 2. Aufl. Huber, Bern
- Rosenberg MB (2012) Gewaltfreie Kommunikation: Eine Sprache des Lebens. Junfermann, Paderborn

Literatur

Budrich B (2012) 10 Goldene Regeln für das gute Schreiben in der Wissenschaft. http://shop.
    budrich-academic.de/downloads/dolor-si-amet. Zugegriffen: 07. Januar 2014
Budrich B (2013) 4 Tipps gegen Schreibblockaden. http://shop.budrich-academic.de/down-
    loads/4-tipps-gegen-schreibblockaden-beim-schreiben-in-der-wissenschaft. Zugegriffen:
    07. Januar 2014
Budrich B (2014) Ihr Buch für Ihre Kunden: Der Weg zum erfolgreichen Experten. Verlag
    Barbara Budrich, Opladen (in press)
Deutsches Cochrane-Zentrum, Arbeitsgemeinschaft der Wissenschaftlichen Medizinischen
    Fachgesellschaften-Institut für Medizinisches Wissensmanagement, Ärztliches Zentrum
    für Qualität in der Medizin (2013) Manual Systematische Literaturrecherche für die Erstel-
    lung von Leitlinien. Universität Freiburg. doi:10.6094/UNIFR/2013/2
Doktoranden Akademie (2013) Aufbau der Doktorarbeit. http://www.doktoranden-akademie.
    de. Zugegriffen: 07. Januar 2014
Nicol N, Albrecht R (2011) Wissenschaftliches Arbeiten schreiben mit Word 2010, 7. Aufl.
    Addison-Wesley, München
Scheuermann U (2013) Schreibdenken: Schreiben als Denk- und Lernwerkzeug nutzen und
    vermitteln, 2. Aufl. UTB, Stuttgart
Scheuermann U (2011) Die Schreibfitness-Mappe: 60 Checklisten, Beispiele und Übungen für
    alle, die beruflich schreiben. Linde, Wien
Schneider W (1999) Deutsch für Profis. Wege zu gutem Stil. Goldmann, München

Serviceteil

J. Webinger et al., *Wie schreibe ich eine Doktorarbeit?*,
DOI 10.1007/978-3-642-54078-3, © Springer-Verlag Berlin Heidelberg 2014

Glossar

Abhängige Stichprobe siehe verbundene Stichprobe

Abschnittswechsel Aus unterschiedlichen Gründen kann es sich anbieten, im Textverarbeitungsprogramm einen Abschnittswechsel durchzuführen, z. B. um vom Hoch- aufs Querformat zu wechseln, von Ein- auf Zweispaltigkeit oder um mit der Nummerierung von Fußnoten für ein neues Kapitel wieder bei 1 anzufangen.

alpha-Fehler siehe Fehler erster Art

Alternativhypothese Gegenteil der Nullhypothese. Die Aussage, die Sie zeigen möchten.

ANOVA Varianzanalyse. Parametrischer Test zum Vergleich der Lage von mehr als zwei unverbundenen Stichproben.

ANOVA mit Messwiederholungen Varianzanalyse bei Messwiederholungen. Parametrischer Test zum Vergleich der Lage von mehr als zwei verbundenen Stichproben.

Arithmetisches Mittel siehe Mittelwert

Ausprägung Merkmalsausprägung. Möglicher Wert eines Merkmals.

Ausprägung (Schrift) Eine Schrift gibt es in unterschiedlichen Ausprägungen, z. B. fett oder kursiv usw.

Ausreißer Extremer Wert

Ausschlusskriterium Wenn diese Bedingung erfüllt ist, wird der Studienteilnehmer nicht in die Studie aufgenommen.

Autorenvertrag siehe Verlagsvertrag

Balkendiagramm Darstellungsform, die die Häufigkeiten der Merkmalsausprägungen einer nominalen oder ordinalen Variablen visualisiert.

Beobachtungseinheit siehe Fall

beta-Fehler siehe Fehler zweiter Art

Bildzitat Wenn Sie in Ihrer Arbeit Bilder aus Quellen verwenden, können Sie diese unter Umständen ohne das Einholen des Nutzungsrechts auch im Falle einer Veröffentlichung tun. Ein Bildzitat folgt allerdings bestimmten Voraussetzungen (im Text erläutert); korrekte Quellenangabe ist immer vorausgesetzt!

Bonferroni-Holm Methode zur Fehlerkorrektur im Fall von multiplem Testen

Boolesche Operatoren Verknüpfungen und Ausdrücke, die in unserem Kontext die Recherche via Suchmaschine präzisieren könne n. Benannt nach dem englischen Mathematiker und Philosophen George Boole.

Boxplot Darstellungsform für metrische Variablen, die sowohl Lage als auch Streuung der Daten visualisiert.

Chi-Quadrat-Test Test auf Zusammenhang zwischen zwei nominalen oder ordinalen Variablen.

Datensicherung Oft denkt man an die Datensicherung erst, wenn alles weg ist. Achten Sie darauf, dass Sie Ihre Arbeit wie auch Ihre (Zwischen-)Ergebnisse regelmäßig auf externen Speichermedien sichern. Wenn Sie besonders sicher sein wollen, halten Sie die Sicherung(en) getrennt vom Hauptspeicherort (z. B. eine Sicherungskopie bei einem Freund deponieren).

Deskriptive Statistik Beschreibende Statistik

Doppelblinde Studie Weder Patient noch Arzt wissen, in welcher Studiengruppe sich der Patient befindet.

Eidesstattliche Erklärung In der für Dissertationen typischen Eidesstattlichen Erklärung versichert der Autor »an Eides statt«, dass er die Arbeit selbst verfasst hat und keine weiteren Quellen als die aufgeführten verwendet hat. Ehrensache.

Einschlusskriterium Nur wenn diese Bedingung erfüllt ist, wird der Studienteilnehmer in die Studie aufgenommen.

Einverständniserklärung Volljährige Personen können ihre Zustimmung dazu geben, dass ihr Foto z. B. in der Dissertation verwendet wird. Andernfalls können ihre Persönlichkeitsrechte verletzt werden.

Escriva Eine Strategie, mit deren Hilfe Autoren besonders mühelos Texte erschaffen können. Sie nutzt insbesondere den Schreibflow.

Explorative Statistik Zusammenhänge und Unterschiede entdeckend

Exzerpieren (hier: von Literatur) Beim Exzerpieren schreiben Sie sich die relevanten Stellen aus einem Text heraus – und dokumentieren sorgfältig die Quelle; siehe auch Zitat.

Fall Beobachtungseinheit, Merkmalsträger, z. B. ein Patient, ein Zahn, ein Proband ...

Fallzahl (N, n) Stichprobengröße

Feedbackregeln Feedback zu geben ist nicht so einfach, wie es scheint. Um konstruktives Feedback zu geben bzw. zu bekommen, empfiehlt es sich, bestimmte Regeln einzuhalten.

Fehler erster Art alpha-Fehler; p-Wert. Wahrscheinlichkeit dafür, die Nullhypothese fälschlicherweise abzulehnen.

Fehler zweiter Art beta-Fehler. Wahrscheinlichkeit dafür, die Nullhypothese fälschlicherweise anzunehmen.

Fehlerkorrektur Anpassung des Signifikanzniveaus im Fall von multiplem Testen.

Fernleihe Bibliotheken können sich untereinander für ihre Nutzer Literatur ausleihen. Wenn Sie als Nutzer bei Ihrer Bibliothek das Werk einer anderen Bibliothek anfordern, nennt man das Fernleihe.

Filter Filter dienen in unserem Kontext zum Einschränken der Recherche mittels Suchmaschine.

Fishers Exakter Test Test auf Zusammenhang zwischen zwei nominalen oder ordinalen Variablen mit jeweils zwei Ausprägungen.

Fließtext Der glatte Text, der sich in einfache Abschnitte untergliedert, heißt in der Sprache der Typographie »Fließtext«. Er steht z. B. im Gegensatz zu Überschriften, Aufzählungen, Fußnoten.

Formatvorlagen Mit Hilfe von Formatvorlagen können Sie für Ihren Text für wiederkehrende Elemente die je gleiche Formatierung festlegen und zuweisen. Alle gebräuchlichen Textverarbeitungs- und Grafikprogramme arbeiten mit derartigen Vorlagen.

Freiheitsgrade Anzahl der unabhängig voneinander frei variierbaren Größen. Die Zahl fließt in die Berechnung des p-Wertes mit ein.

Friedman-Test Nichtparametrischer Test zum Vergleich der Lage von mehr als zwei verbundenen Stichproben.

Fußzeile siehe Kopfzeile

Gepaarter t-Test siehe t-Test für verbundene Stichproben

Gepaarte Stichprobe siehe verbundene Stichprobe

Gliederung Als Gliederung bezeichnet man die Struktur eines Textes.

Greenhouse-Geisser-Korrektur Anpassung der ANOVA mit Messwiederholungen, wenn keine Sphärizität vorliegt.

Gültige Prozente Prozente, berechnet ohne die fehlenden Fälle

Häufigkeitabelle Tabelle für eine nominale oder ordinale Variable, die die Häufigkeiten der Merkmalsausprägungen darstellt.

Interquartilsabstand (IQR, IQB) Interquartilsbereich (»interquartile range«). Robustes Maß für die Streuung basierend auf Quantilen.

Interquartilsbereich siehe Interquartilsabstand

Konfidenzintervall für den Mittelwert Bereich, in dem mit einer bestimmten Wahrscheinlichkeit der wahre Mittelwert liegt.

Konfirmatorische Statistik Schließende Statistik. Zusammenhänge und Unterschiede überprüfend.

Kopfzeile Oberhalb und unterhalb des Satzspiegels gibt es die Kopf- bzw. Fußzeile. Dort können Sie Seitenzahlen und ggf. Kapitelüberschriften führen.

Korrelation Zusammenhang

Korrelationskoeffizient Gibt die Stärke und die Richtung des Zusammenhangs an.

Kreuztabelle Tabelle für zwei nominale oder ordinale Variablen, die die Häufigkeiten der Merkmalskombinationen darstellt.

Kruskal-Wallis-Test Nichtparametrischer Test zum Vergleich der Lage von mehr als zwei unverbundenen Stichproben.

Kumulierte Prozente Aufsummierte Prozentwerte

Längsschnittstudie Untersuchung über mehrere Zeitpunkte

Levene-Test Test auf Gleichheit der Varianzen

Logtransformation siehe Transformation

Mann-Whitney-U-Test Nichtparametrischer Test zum Vergleich der Lage von zwei unverbundenen Stichproben.

Mauchly-Test Test zur Überprüfung auf Sphärizität.

Median Mittlere Beobachtung, 50 %-Quantil. Robustes Maß für die Lage.

Merkmalsausprägung siehe Ausprägung

Merkmalsträger siehe Fall

Messwert Erhobener/gemessener/gezählter Wert

Messwiederholung Das gleiche Merkmal wird mehrmals gemessen, z. B. prä- und post-OP.

Mittelwert (M) arithmetisches Mittel, Durchschnitt. Maß für die Lage.

Multiples Testen Mehrere statistische Tests werden auf den gleichen Daten und zur Beantwortung der gleichen Nullhypothese durchgeführt.

Nichtparametrischer Test Statistischer Test, der keine Normalverteilung der Daten fordert.

Normalverteilungsdiagramm Quantil-Plot, QQ-Plot. Darstellungsform, anhand der die Daten auf Normalverteilung überprüft werden.

Nullhypothese Gegenteil der Alternativhypothese. Die Aussage, die Sie ablehnen möchten.

p-Wert siehe Fehler erster Art

Parametrischer Test Statistischer Test, der Normalverteilung der Daten fordert.

Pearson-Korrelation Parametrische Korrelation

Post-Hoc-Test Paarvergleichstest, der nach einem Test von mehr als zwei Gruppen durchgeführt wird, um den Unterschied zu lokalisieren.

Power Teststärke, 1 – Fehler zweiter Art. Beschreibt die Fähigkeit des Tests, einen signifikanten Unterschied zu erkennen.

Prospektive Studie Daten werden für die Studie erhoben. Die Datenerhebung wird vorab geplant.

Punktdiagramm siehe Streudiagramm

QQ-Plot siehe Normalverteilungsdiagramm

Quantil Wert, der die Grenze zwischen bestimmten Anteilen in den Daten bezeichnet.

Quantilplot siehe Normalverteilungsdiagramm

Querschnittsstudie Untersuchung zu einem Zeitpunkt

Randomisierte Studie Die Zuordnung in die einzelnen Studiengruppen erfolgt zufällig.

Retrospektive Studie Vorhandene Daten werden im Nachhinein analysiert.

Robust Nicht anfällig auf Ausreißer

Scatterplot siehe Streudiagramm

Schließende Statistik siehe konfirmatorische Statistik

Signifikanzniveau Fehlergrenze, aufgrund derer die berechneten p-Werte als signifikant oder nicht signifikant gelten. Entspricht dem maximal erlaubten Fehler erster Art.

Spearman-Korrelation Nichtparametrische Korrelation

Sphärizität Gleichheit der Varianzen der Differenzen der Messwerte.

Standardabweichung (SD) Maß für die Streuung

Stichprobe Die Auswahl an Patienten bzw. Fällen, die Sie für Ihre Studie ausgewählt haben.

Streudiagramm Punktdiagramm, Scatterplot. Darstellungsform, die den Zusammenhang zwischen zwei metrischen Variablen visualisiert.

t-Test Parametrischer Test zum Vergleich der Lage von zwei unverbundenen Stichproben.

t-Test für verbundene Stichproben Gepaarter t-Test. Parametrischer Test zum Vergleich der Lage von zwei verbundenen Stichproben.

Teststärke siehe Power

Teststatistik Ausgabewert des Tests, auf dem basierend der p-Wert berechnet wird.

Transformation Die Messwerte werden durch eine Formel als neue Variable berechnet, z. B. mit dem Logarithmus (Logtransformation): neue Variable y, Originalmesswert x, Logtransformation $y = \log(x)$.

Unabhängige Stichprobe siehe unverbundene Stichprobe

Ungepaarte Stichprobe siehe unverbundene Stichprobe

Unverbundene Stichprobe Unabhängige Stichprobe, ungepaarte Stichprobe. Die Messwerte der Stichprobe stammen nicht vom gleichen Fall, z. B. bei Gruppierung nach Geschlecht.

Variable Gemessenes, erhobenes, bzw. gezähltes Merkmal

Varianz Streuung der Daten

Varianzanalyse siehe ANOVA

Varianzengleichheit Varianzhomogenität, die Varianzen in den Gruppen unterscheiden sich nicht signifikant.

Varianzhomogenität siehe Varianzengleichheit

Verblindete Studie Der Patient weiß nicht, in welcher Studiengruppe er sich befindet.

Verbundene Stichprobe Abhängige Stichprobe, gepaarte Stichprobe. Die Messwerte der Stichprobe stammen vom gleichen Fall, z. B. bei Messwiederholungen.

Verlagsvertrag Vertrag, in dem der Autor/ Urheber das Verlagsrecht (Recht zur Vervielfältigung und Verbreitung) eines Werkes an den Verlag überträgt.

Welch-Test Parametrischer Test (ohne Varianzengleichheit) zum Vergleich der Lage von zwei unverbundenen Stichproben.

Wilcoxon-Test Nichtparametrischer Test zum Vergleich der Lage von zwei verbundenen Stichproben.

Glossar

Zielgruppe Die Gesamtheit der Patienten/Probanden, die für die Fragestellung relevant ist und aus der die Stichprobe gezogen wird.

Zitat Verwendung von Texten Dritter. Entweder in exakter Wiedergabe (Wortlautzitat) oder in eigenen Worten (sinngemäßes Zitat, Paraphrase)

DOKTORANDEN AKADEMIE
Mit System zum Doktortitel

Die Doktoranden Akademie ist ein Netzwerk aus qualifizierten Dozenten aus den Bereichen Medizin, Statistik, wissenschaftlichem Schreiben, Motivation und Zeitmanagement. Wir haben Spaß am wissenschaftlichen Arbeiten und daran, Strategien und Methoden für die Doktorarbeit zu verfeinern. Unsere Erfahrung und unser Wissen geben wir gerne an Doktoranden weiter und helfen ihnen dabei, eine systematische Arbeitsweise zu entwickeln, ihre Zeit optimal einzuteilen und sich selbst zu motivieren. Dadurch können Doktoranden in weniger Zeit mehr erreichen und die Qualität ihrer wissenschaftlichen Arbeit erheblich verbessern.

Auf der Homepage der **Doktoranden Akademie**
(www.doktoranden-akademie.de) finden Sie

Bonusmaterial zum Leitfaden: Checklisten zum Ausdrucken, eine formatierte Standard-Wordvorlage zum Sofortstarten und einen Excelzeitplaner für Ihre Zeitplanung (Passwort: Wsied)

Weiterbildung und **Coaching** für wissenschaftliches Schreiben und Arbeiten, Statistik, Zeitmanagement und Motivation

Auch wir, die Autorinnen, lernen ständig dazu und entwickeln den Leitfaden weiter. Deshalb freuen wir uns über Feedback und Mitteilungen über Ihre Erfahrungen mit diesem Leitfaden! Bitte schreiben Sie uns eine E-Mail an

info@doktoranden-akademie.de

Stichwortverzeichnis

Z